Elke van Eick

Gesund mit
Aloe vera

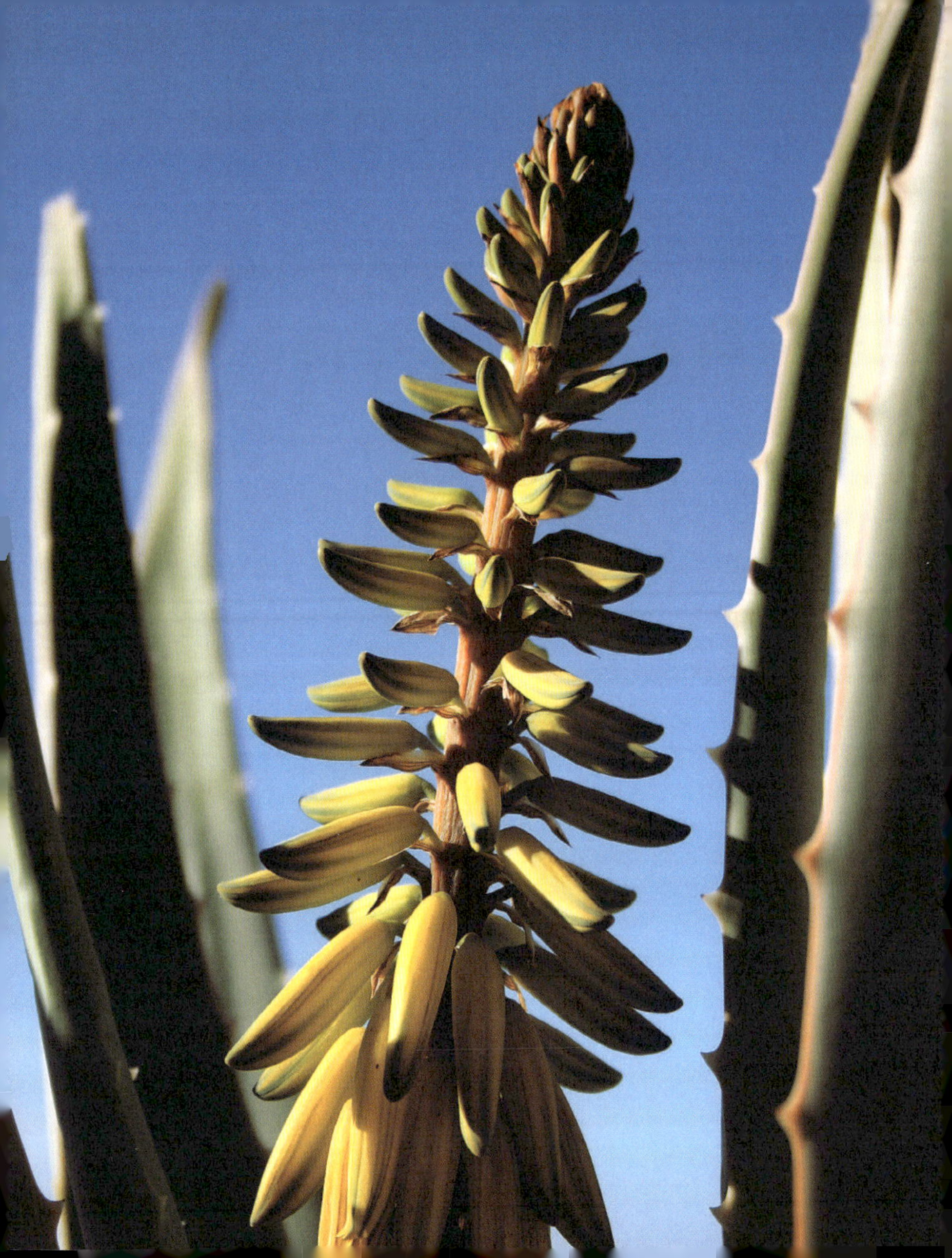

Elke van Eick

Gesund mit Aloe vera

- Heilmittel
- Schönheitspflege
- Nahrungsergänzung

HERBiG Hausapotheke

Besuchen Sie uns im Internet unter:

http://www.herbig-verlag.de

Umschlagfoto: mauritius-images
Lektorat: Anne Filsinger
Satz: Birgit Veits
Gesetzt aus der 9,5/13,5 Utopia
Druck und Binden: Polygraf Print
Printed in Slovakia
ISBN: 978-3-7766-2541-7

Inhalt

Vorwort

Liebe Leserin, lieber Leser,
als ich im Jahre 1997 anfing, mich für die Aloe vera-Pflanze als Heilmittel zu interessieren, stellte ich fest, dass es unglaublich schwierig war, überhaupt an ausführliche Informationen zu gelangen.
Als feuchtigkeitsspendender Wirkstoff in Kosmetika war die Aloe vera auch hierzulande bekannt, aber als Nahrungsergänzungsmittel – Fehlanzeige. Ich musste mit ganz Deutschland telefonieren, um endlich jemanden zu finden, der mir sagen konnte, wo ich Aloe vera-Saft bestellen konnte.
In den USA hingegen war die wohltuende Wirkung der Aloe vera als Nahrungsergänzung bereits hinlänglich bekannt und erprobt. So fand ich auch nur englischsprachige Literatur, in der man allerdings wahre Wunderwirkungen der Aloe vera verkündete.
Ich hatte gehört, dass der Aloe vera-Saft eine sehr gute Wirkung bei Darmproblemen haben sollte. Seit vielen Jahren leide ich an der entzündlichen Darmerkrankung *Morbus Crohn* und hoffte nun, durch die Einnahme des Aloe vera-Saftes meinen gesundheitlichen Zustand verbessern zu können. Das Ergebnis war verblüffend! Bereits nach drei Monaten spürte ich eine merkliche Verbesserung meines Allgemeinbefindens. Nach weiteren drei Monaten waren meine Laborwerte zum ersten Mal seit Jahren wieder im Normbereich. Meine Ärztin staunte, glaubte aber nicht recht, dass diese wunderbare Veränderung auf Aloe vera zurückzuführen sei. Egal, Hauptsache mir ging es endlich besser!

Inzwischen hat sich Aloe vera als Nahrungsergänzungs- und Naturheilmittel auch bei uns etabliert. Es ist sogar ein regelrechter Aloe vera-Boom ausgebrochen, der es mit sich bringt, dass Aloe vera-Produkte den Markt überschwemmen. Allerdings in sehr unterschiedlicher Qualität. Für den Laien ist es da nicht immer einfach, die Spreu vom Weizen zu trennen. Wenn auf einem Produkt der Vermerk: »Mit Aloe vera« steht, heißt das noch lange nicht, dass Aloe vera auch in ausreichender und damit wirksamer Konzentration enthalten ist.

Die Aloe vera ist eine Heilpflanze und muss daher in das ganzheitliche Konzept der Naturheilkunde eingebunden werden. Mit diesem Ratgeber möchte ich Sie mit den vielseitigen Verwendungsmöglichkeiten der Aloe vera bekannt machen. Da eine einzige Pflanze kein Allheilmittel ist, erfahren Sie auch, in welcher Kombination die Wirkung der Aloe vera noch verstärkt werden kann. Neben der Betrachtung des Umfeldes der Aloe vera enthält der Ratgeber viele praktische Tipps, die es Ihnen leicht machen, mit der Aloe vera gesund zu leben.

Ich wünsche Ihnen viel Freude beim Lesen und Ausprobieren des einen oder anderen Rezeptes.

Ihre

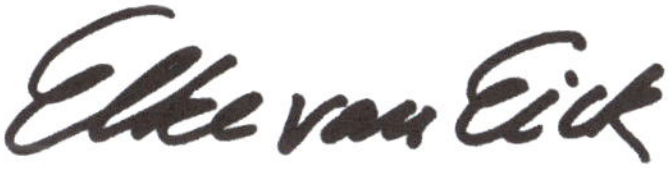

Aloe vera – Heilpflanze mit langer Geschichte

Die ersten Hinweise auf die Aloe vera findet man auf sumerischen Tontafeln, die etwa aus der Zeit von 2500 bis 3000 v. Chr. stammen. Auch in ägyptischen Hieroglyphenschriften wird die Heilpflanze erwähnt. Aloe stand dort symbolisch für die Erneuerung des Lebens und war religiöses Symbol. Man nannte sie »Blut der Götter« oder auch »Pflanze der Unsterblichkeit« und gab sie reichen Ägyptern als Wegzehrung mit auf den Weg ins Reich der Toten. In einem ägyptischen Arzneimittelbuch, dem Eber'schen Papyrus, der heute in der Universität Leipzig aufbewahrt wird, konnten bislang zwölf Aloe-Rezepte entziffert werden. Nofretete (etwa 1340 v. Chr.) nutzte Salben und Öle mit dem Zusatz frischer Aloe zur Körper- und Haarpflege, und auch Kleopatra (um 50 v. Chr.), bekannt für ihre Schönheit, badete in Eselsmilch mit Aloe vera-Zusätzen.

Etwa um 400 v. Chr. eroberte Alexander der Große die Insel Sokotra, um in den Besitz der dortigen Aloe-Haine zu kommen, denn mit Aloe konnte er die Wunden seiner Soldaten versorgen.

Von Mekkapilgern etwa 300 v. Chr. weiß man, dass sie während ihrer Abwesenheit eine Aloe vera an die Tür hängten, denn sie glaubten, die Aloe vertreibe wegen ihrer Stacheln böse Geister.

Auch in der Bibel wird die Aloe erwähnt. Dort heißt es bei Johannes (19, 39-40) »Es kam auch Nikodemus, der früher einmal Jesus bei Nacht aufgesucht hatte. Er brachte eine Mischung aus Myrrhe und Aloe, etwa hundert Pfund.« Der Leichnam Jesu wurde damit in Leintücher gewickelt.

Um 75 n. Chr. schrieb der griechische Arzt Dioskurides eine mehrbändige Arzneimittellehre mit mehreren hundert Aloe-Rezepten. Er empfahl die Anwendung des Aloe-Saftes u. a. zur Wundbehandlung, bei Magen-Darm-Beschwerden, Gelenkschmerzen, Zahnschmerzen, Juckreiz, Sonnenbrand, Akne und Haarausfall. In einem seiner Bücher findet man auch die älteste erhaltene Zeichnung der Aloe.

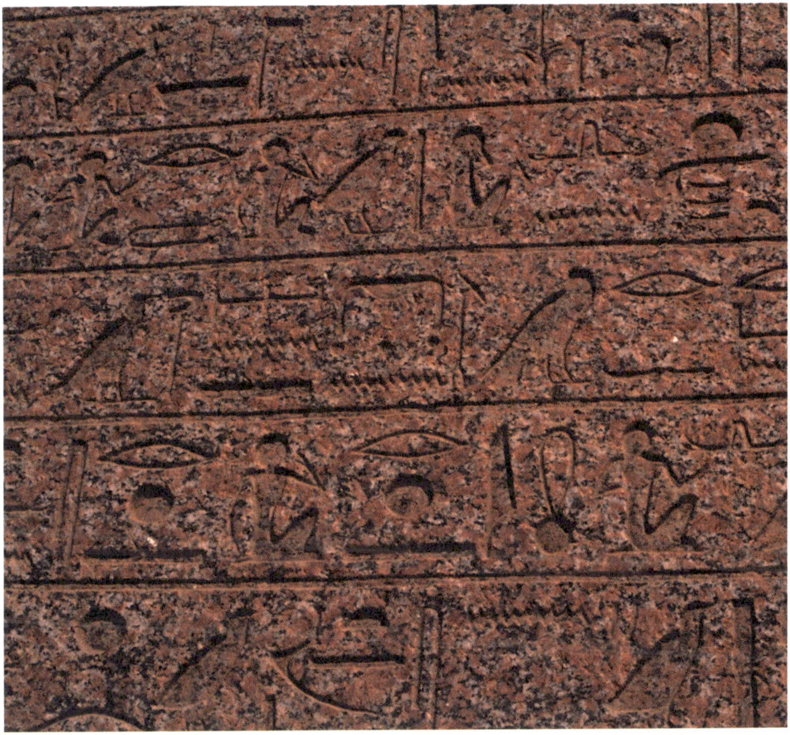

▲ *Seit fast 5000 Jahren kennen die Menschen die Heilwirkung der Aloe vera. Sie wird auch in ägyptischen Hieroglyphenschriften erwähnt.*

Im indischen Sanskrit heißt die Aloe »Ghrita-Kumari«, was im übertragenen Sinne »jung und gesund« bedeutet. Aloe wird in der ayurvedischen Medizin z. B. als Verjüngungsmittel und zur Stabilisation von Körper, Geist und Seele angewandt.

Über eine Empfehlung des Patriarchen von Jerusalem an Alfred den Großen von England gelangten im 1. Jh. n. Chr. die ersten Pflanzen nach Britannien.

Im 10. Jh. n. Chr. brachten Kreuzritter die Pflanze als Eroberung mit nach Spanien, wo sie im milden Klima prächtig gedieh.

Die Äbtissin Hildegard von Bingen, die im 12. Jh. n. Chr. einen ausgezeichneten Ruf als Heilerin besaß, benutzte die Aloe als Abführmittel und verabreichte Aloe-Umschläge gegen Fieber und starken Husten.

Paracelsus erkannte im 15. Jh. n. Chr. die vielseitige Wirkung der Aloe und entwickelte daraus unter Zusatz von Myrrhe und Safran ein Lebenselixier, das »Elixier proprietatis«.

Auch Christoph Kolumbus führte die Aloe vera mit an Bord seiner Schiffe und nannte sie den »Arzt im Blumentopf«. Als er Amerika entdeckte, war die Heilpflanze dort schon lange bekannt. Sie war eine der 16 heiligen Pflanzen der Indianer. Die Indianer heilten damit Verbrennungen und Nieren- und Blasenentzündungen. Sie benutzten sie auch zur Steigerung der Potenz und als Insektenschutz.

Jesuitenpadres u. a. sorgten im 17. Jh. n. Chr. für die Verbreitung und systematische Kultivierung der Pflanze in Südamerika, Mexiko und Texas.

Aufgrund der ständig steigenden Nachfrage errichtete die britische Krone im 18. Jh. n. Chr. in ihrer Kolonie Barbados eine Aloe vera-Produktionsstätte, wo der Saft eingedickt und transportfähig gemacht wurde.

Die indianische Anwendung der Aloe-Pflanze, vor allem auch bei Verbrennungen, wurde zwischen 1930 und 1960 an amerikanischen Universitäten in zahlreichen Studien untersucht und bestätigt.
Der amerikanische Arzt Dr. Collins und sein Sohn Creston behandelten Strahlenschäden durch das damalige Röntgenverfahren mit Aloe vera. Sie schnitten ein Aloe-Blatt in der Mitte auf, legten es auf die Verletzung und deckten alles mit einer Kompresse ab. Alle zwei Stunden wurde dieser Vorgang wiederholt. Die Wunden heilten rasch und ohne Narbenbildung. Die beiden veröffentlichten 1935 im American Journal of Roentgenology Berichte über ihre Erfahrungen. Eine größere Vermarktung der Aloe-Pflanze setzte aber erst ein, als der amerikanische Pharmazeut Rodney Stockton Ende der 1950er-Jahre ein Verfahren zur Haltbarmachung des Aloe vera-Gels entwickelte.
In Westeuropa wurde der medizinische Einsatz der Aloe vera von den Ärzten häufig belächelt. Hier beherrschte in der Nachkriegszeit zunächst die Pharmaindustrie mit immer neuen Produkten den Markt.

Aloe vera heute – zurück zur Natur

Mit der Wohlstandsgesellschaft in den 1960er-Jahren kamen Luxusartikel auf den Markt und dazu gehörten dann auch zahlreiche Kosmetika, die Aloe vera als feuchtigkeitsspendenden Wirkstoff enthielten. An Umwelt und gesunde Lebensweise wurde in dieser Zeit nicht gedacht. Erst Mitte der 1970er-Jahre merkten die Menschen allmählich, dass sie so nicht weitermachen konnten, ohne die Erde zu ruinieren. Zu bestimmten Zeiten des Lebens stehen besondere Themen ganz im Vordergrund unseres

Bewusstseins, beschäftigen und bewegen uns. So kann es vorkommen, dass Umstände, die wir viele Jahre lang als »normal« angesehen haben, auf einmal nicht mehr zu akzeptieren sind.

Mit der Ökobewegung in den Achtzigerjahren erkannten viele Menschen, dass auch auf dem Gebiet der Gesundheit die Natur uns unendlich viel zu bieten hat und Alternative sein kann zu den bisher chemisch hergestellten Heilmitteln. Das Bewusstsein hierfür brachte eine Kehrtwende in unser tägliches Leben. Zunächst ging es darum, chemisch unbehandelte Nahrungsmittel zu verwenden. »Ökoprodukte« waren neuerdings gefragt.

Nachdem sich dieser Trend verbreitet hatte, griff das Motto »Zurück zur Natur« auch auf andere Gebiete über. Plötzlich war es absolut »trendy«, sich seine Kosmetikprodukte selbst herzustellen und zwar aus biologischen Zutaten. Dabei nahm die Aloe vera-Pflanze eine wichtige Rolle ein. Allmählich wachte auch die Kosmetikindustrie auf und stellte ebenfalls Naturprodukte her. Bald war es selbstverständlich, dass die meisten Körperpflegemittel Aloe vera enthielten.

Als natürliches Nahrungsergänzungsmittel nahm die Aloe vera zunächst noch keine herausragende Position ein. Pflanzen aus heimischen Regionen standen zuerst im Vordergrund, und nur sehr zögerlich setzten sich »exotische« Heilpflanzen wie Aloe vera oder Spirulina durch. In den USA wurde indes weiter an den Einsatzmöglichkeiten der Aloe vera geforscht. Inzwischen liegen über tausend wissenschaftliche Studien vor, die von Erfolgen bei Aloe vera-Behandlungen berichten.

Eine Wildpflanze wird Plantagenprodukt

Bis vor einigen Jahren wurde Aloe vera in unserer Region eigentlich nur von Heilern und Medizinern verabreicht. Sie war ein Wildwuchsprodukt und wurde fast ausschließlich pharmazeutisch, wie zum Beispiel im berühmten Schwedenbitter, genutzt. Dem normalen Bürger waren die vielfältigen Anwendungsmöglichkeiten der Aloe kaum bekannt und die Pflanze selber nicht zugänglich.
Inzwischen ist der Bekanntheitsgrad der Aloe vera so immens gestiegen, dass ein ganzer Industriezweig davon lebt, die Pflanze anzubauen und dieses wertvolle Naturprodukt zu liefern. So befinden sich riesige Aloe vera-Plantagen in Australien, Mexiko und im Süden der USA. In Europa findet man Anbaugebiete hauptsächlich in Spanien und auf Teneriffa. Viele Urlauber, die von dort heimreisen, haben ein frisches, prallgefülltes Aloe vera-Blatt in ihrem Gepäck.

Botanik der Aloe vera

Optisch gleicht die Aloe vera eher einer Kaktuspflanze, obwohl sie, wie z. B. auch die Zwiebel und der Knoblauch, zur Familie der Liliengewächse gehört. Gelegentlich wird sie auch mit einer Agave verwechselt. Die Wissenschaftler entdecken immer wieder neue Arten der Aloe. Zur Zeit kennt man etwa 350 unterschiedliche Aloe-Gewächse. Allerdings sind nur einige besondere Aloen auf ihre Wirkung hin erforscht und erprobt. Neben der zunächst in der Medizin verwendeten Aloe capensis und Aloe

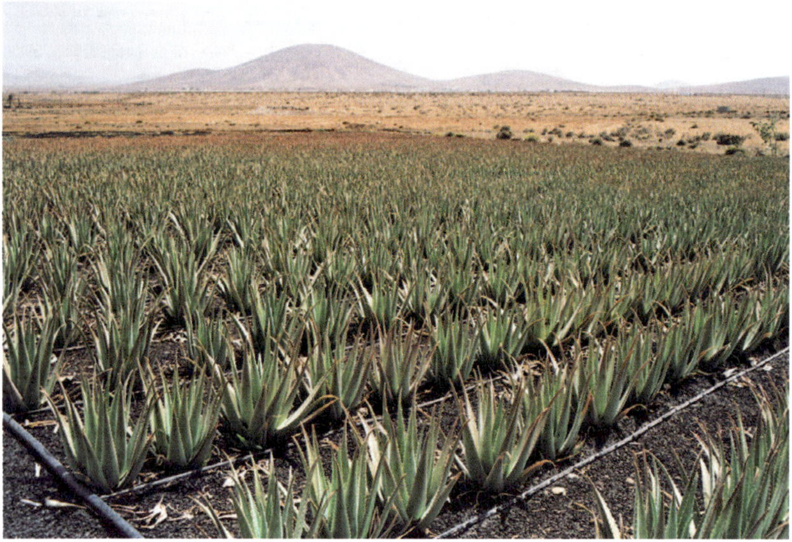

ferrox setzte sich später die Aloe vera durch. Aloe vera bedeutet so viel wie die »wahre Aloe«. Sie ist die Königin unter den vielen Aloe-Arten und wurde wegen ihrer hautpflegenden Eigenschaften so berühmt. Die exakte Bezeichnung ist »Aloe vera barbadensis Miller«. Weniger bekannt sind die Bezeichnungen »Aloe linné« und »Aloe vera arborescens«. Die entsprechenden Gattungsnamen stammen entweder aus der Herkunft der Pflanze oder vom jeweiligen Entdecker.

Die Aloe vera gehört auch in die Pflanzenfamilie der sogenannten Sukkulenten, den wasserspeichernden Pflanzen, die lange ohne Wasser in der Wüste überdauern können. Starker Regen bekommt der Aloe vera

▲ *Künstlich bewässertes Aloe vera-Feld in Tiscamanita-Tuineje, Fuerteventura.*

nicht besonders gut. Das bedeutet, wenn Sie eine Aloe vera-Pflanze zu Hause haben, verpassen Sie ihr auf keinen Fall nasse Wurzelbäder. Obwohl die Aloe vera eine echte Überlebenskünstlerin ist, verträgt sie eines auf keinen Fall: Kälte! Schon bei plus 5°C kann eine Aloe vera geschädigt werden. Von Frühjahr bis Juni trägt die Aloe vera Blüten. Je nach Aloe-Art haben sie unterschiedliche Farben.

Ernte

Auf den Farmen stehen die Aloe vera-Pflanzen millionenfach in dichten Reihen nebeneinander. Geerntet wird zwei- bis viermal im Jahr, nicht die ganze Pflanze, sondern immer nur die äußeren, ausgereiften Blätter.
Die großen Lieferanten und Hersteller von Aloe vera-Produkten betreiben inzwischen oft eigene Aloe vera-Farmen und haben selbst spezielle Verfahren zur Ernte und Herstellung entwickelt. Die Verarbeitungsmethoden sind heute umsichtig und schonend, so dass in der Regel eine gute Qualität erzeugt wird. Geerntet wird die Aloe vera von Hand, wobei die reifen Blätter vom unteren Teil der Pflanze abgetrennt werden. Danach werden die Blätter geschält, um den bitteren aloinhaltigen Teil der Pflanze zu entfernen.

Haltbarmachung

Nachdem das Gel aus dem Blatt gelöst und anschließend gepresst wurde, muss es rasch stabilisiert werden. Viele Hersteller vermischen dabei das naturreine Aloe-Gel mit chemischen Konservierungsstoffen, z. B. Kaliumsorbat oder Natriumbenzoat. Kaliumsorbat ist zwar für Lebensmittel zugelassen, sollte aber dennoch vermieden werden, und Natriumbenzoat soll in die von der EU erstellte Liste der allergieauslösenden Stoffe aufgenommen werden. Oft wird auch Zitronensäure zur Konservierung eingesetzt, obwohl diese kein Konservierer im eigentlichen Sinne ist, sondern ein Säurungsmittel.

Pasteurisierte, das heißt kurzfristig auf Temperaturen zwischen 70°C und 100°C erhitzte Aloe vera darf als 100 Prozent rein bezeichnet werden, sofern ihr keine anderen Stoffe zugefügt wurden. Der Hauptwirkstoff der Aloe vera, Aloverose, ist hitzebeständig und bleibt somit in seiner Wirksamkeit erhalten.

Viele Hersteller bevorzugen das Sprüh- oder Gefriertrocknen als Methode der Haltbarmachung. Beim Gefriertrocknen wird dem Blattgel Wasser entzogen. Das hieraus gewonnene Trockenkonzentrat kann erst mal gelagert werden. Bei Bedarf wird es dann für den Verkauf von Aloe-Trinksaft mit Wasser wieder verdünnt. Auf dem Etikett muss das vermerkt sein, d. h. Sie können sofort erkennen, ob es sich um einen Saft handelt, der aus Konzentrat hergestellt wurde. Das ist wichtig, denn eine auf diese Art behandelte Aloe vera hat einen Teil ihrer Wirkung verloren und besitzt oft keine antibakteriellen Eigenschaften mehr.

Deshalb achten Sie beim Kauf am besten immer darauf, dass Sie ein unbehandeltes Produkt in den Händen halten, ohne viele Zusätze. Auch auf die Verpackung sollten Sie achten. Am besten ist der Aloe vera-Frischzellensaft lichtgeschützt in braunen Glasflaschen aufgehoben.

Qualität gibt's nicht zum Schnäppchenpreis

Ein aufwendiges, schonendes Herstellungsverfahren schlägt sich logischerweise auf den Endpreis nieder. Heute, wo Geiz als besonders clever gilt, wird leider auch bei Lebensmitteln dieses Denken angesetzt. Wie soll aber jemand, der mit aufwendigen Verfahren ein Bioprodukt herstellt, es zum Schnäppchenpreis abgeben können?
Nicht immer, aber meistens, erkennen Sie daher am Preis schon, ob Sie ein hochwertiges Aloe vera-Produkt in den Händen halten oder nicht.

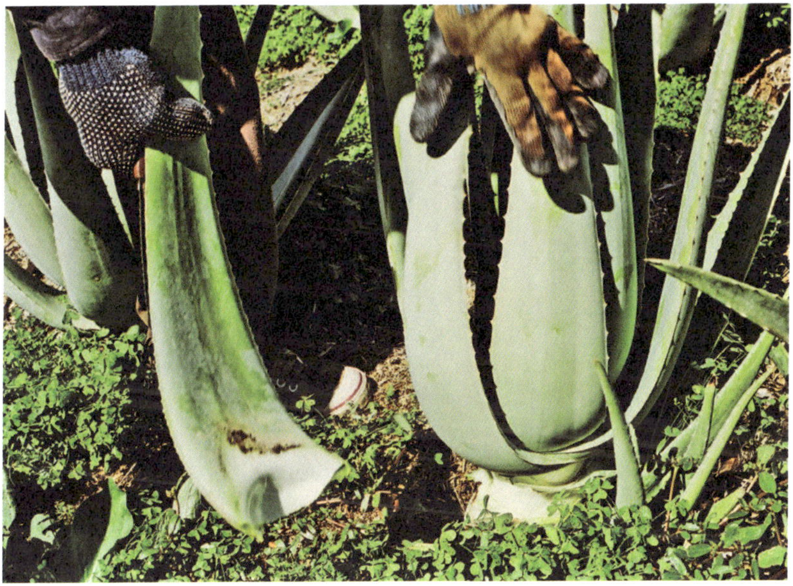

▲ *Mit der Hand werden nur die untersten Blätter geerntet.*

Wenn Sie sparen müssen, weichen Sie lieber auf die Alternative aus, Aloe vera in wirksamer Kombination mit anderen Produkten, wie zum Beispiel Bienenprodukten, zu sich zu nehmen.

Qualitätssiegel

Die einzelnen Firmen werben mit unterschiedlichen Qualitätssiegeln. Davon sind einige kaum aussagekräftig, denn sie garantieren lediglich, dass überhaupt Aloe vera in dem betreffenden Produkt enthalten ist. Man findet auch Flaschen mit Aufdrucken wie »99 Prozent reine Aloe vera, handgeschält«. Das bedeutet aber nicht, dass das Produkt aus biologischem Anbau stammt. Auch die Bezeichnung »Presssaft« garantiert nicht, dass es sich nicht doch um aus Konzentrat hergestellten Saft handelt.

Das aussagekräftigste Gütesiegel ist das Biosiegel nach EG Güteverordnung mit entsprechender Kontrollnummer.

Inhaltsstoffe der Aloe vera

Durch immer feiner werdende Analyseverfahren sind bis heute bereits über 200 Inhaltsstoffe der Aloe vera identifiziert. Mit jedem weiteren Inhaltsstoff erweitert sich auch der Wirkungsbereich. Allerdings bezieht die Aloe vera ihre Wirkungskraft nicht so sehr aus einem speziellen Inhaltsstoff, wie es bei anderen Pflanzen oft der Fall ist, sondern aus der Ganzheitlichkeit und dem Zusammenspiel der einzelnen Bestandteile. Da Aloe vera ein Naturprodukt ist, können die Inhaltsstoffe, abhängig z. B. von Boden oder Witterungsverhältnissen, von Pflanze zu Pflanze variieren. Zu diesen zahlreichen Inhaltstoffen gehören:

Acemanan/Aloverose
gehört zur Gruppe der Mucopolysaccharide. Das sind langkettige Zuckerverbindungen, die für die immunstärkende und zellregenerierende Wirkung der Aloe vera verantwortlich sind. Acemanan übernimmt im Organismus die Rolle eines Schutzschildes und mobilisiert Antikörper, Fress- und Killerzellen. Es stärkt das Abwehrsystem gegen krankheitserregende Parasiten, Viren und Bakterien. Gleichzeitig bringt Acemanan Stoffwechsel und Zellerneuerung in Schwung. Leider kann ein Erwachsener kein eigenes Acemanan bilden, das geschieht nur bis zur Pubertät.

Anthrachinone
und Anthraglykoside sind Substanzen, die die Darmperistaltik anregen und somit eine abführende Wirkung haben. Das wichtigste in der Aloe

vera enthaltene Anthrachinon ist das Aloin. Ein Bitterstoff, der vor allem im bekannten Schwedentrunk enthalten ist. Im Aloe vera-Saft zur Nahrungsergänzung darf Aloin nicht enthalten sein.

Aminosäuren
sind die Grundbausteine der Proteine und man unterscheidet nicht-essentielle von essentiellen Aminosäuren. Von den acht essentiellen Aminosäuren sind sieben im Aloe vera-Saft enthalten.

Histidin
ist an der Bildung roter und weißer Blutkörperchen beteiligt. Es wirkt blutdrucksenkend, steigert die Säurebildung im Magen und ist bei allergischen Reaktionen als Überträgerstoff beteiligt.

Lysin
ist der Grundbaustoff für Antikörper im Blut, kräftigt den Kreislauf und regt das Zellwachstum an. Lysin-Mangel führt zu Müdigkeit, Konzentrationsschwäche, Wachstumshemmung, Anämie und Haarausfall.

Isoleucin
ist zur Aufrechterhaltung des Stickstoffgleichgewichts im Körper notwendig.

Phenylamin
wird von der Schilddrüse zur Bildung von Thyroxin benötigt.

Asparaginsäure
unterstützt die Umwandlung von Kohlehydraten in Zellenergie.

Glutaminsäure
ist gemeinsam mit Glukose einer der Hauptnährstoffe der Gehirnzellen.

Glycin
fördert den Energie- und Sauerstoffhaushalt in den Zellen.
Tyrosin
verlangsamt die Zellalterung und schützt vor Sonnenbrand.
Methionin
unterstützt die Entgiftung von Leber und Niere.
Tryptophan
wirkt wie ein Provitamin und wandelt Nikotinsäure um. Es löst dabei die Biosynthese zwischen Serotonin und Melatonin aus, die entspannend und beruhigend auf den gesamten Organismus wirkt.

Enzyme
Aloe vera enthält 15 Enzyme, u. a. Oxidase, Amylase, Bradkynase, Zellulase, Katalase, Lipase, Phosphatase, Alinase, Transaminase und Protease. Diese erfüllen gemeinsam mit anderen Stoffen wichtige Aufgaben zur Gesunderhaltung des Körpers. Besonders wichtig sind sie zur Verdauung unserer Nahrung.

Fettsäuren
sind mitverantwortlich für die entzündungshemmende Wirkung von Aloe vera.

Vitamine
sind für unser Wohlbefinden unerlässlich. Sie steigern unsere Leistungsfähigkeit und Abwehrkraft gegen Krankheiten. Man unterscheidet wasser- und fettlösliche Vitamine. Im Aloe vera-Saft sind vorwiegend Vitami-

ne der B-Gruppe zu finden. Diese sind wasserlöslich, ebenso das Vitamin C. Die Vitamine A und E gehören zur Gruppe der fettlöslichen Vitamine. Sie bilden auch die bekannten Antioxidantien, die so wichtig sind als Radikalfänger.

Provitamin A

wird erst im Körper in seine wirksame Form Vitamin A umgewandelt. Vitamin A verbessert die Sehkraft und spielt bei der Regeneration der Hautzellen eine wichtige Rolle. Außerdem beeinflusst Vitamin A die Bildung der roten Blutkörperchen und der Sexualhormone. In Kosmetikprodukten wird die Substanz als Antifaltenwirkstoff eingesetzt.

Vitamin E

gilt als das Jungbrunnen-Vitamin, macht freie Radikale unschädlich und schützt so Hormone, Enzyme und andere Vitamine vor der Zerstörung und unsere Zellen vor dem Altern. Zudem beschleunigt Vitamin E Heilungsprozesse, hilft bei rheumatischen Beschwerden und stärkt Herz- und Kreislauf.

Vitamin C

ist genau wie Zink wichtig für die Wundheilung. Es verwandelt die Folsäure in ihre aktive Form und schützt die B-Vitamine vor Oxidation. Vitamin C ist wasserlöslich und kann vom Körper nicht gespeichert werden. Das bedeutet, dass über den Tag verteilt mehrmals kleine Mengen aufgenommen werden müssen.

Folsäure

Neuesten Forschungen zufolge gilt die Folsäure als das wichtigste Vitamin überhaupt. Sie ist unentbehrlich für die Zellteilung und die Erneuerung von Zellen. Somit wirkt sie natürlich auch dem Alterungsprozess, besonders der Hautalterung, entgegen. Ein Mangel an Folsäure erhöht das Herzinfarktrisiko.

B-Vitamine

versorgen jede Zelle des Körpers mit Energie. Schon ein leichter Mangel führt zu Ausfallerscheinungen im reibungslosen Ablauf des Organismus. Aloe vera enthält die Vitamine B 1, B 2, B 3, B 5, B 6 und B 12.

Außerdem sind im Aloe vera-Saft folgende Vitamine zu finden: Niacin, Carotin, Beta-Carotin, Cholin und Biotin.

Mineralstoffe und Spurenelemente

sind unerlässlich bei der Verwertung von Vitaminen. Nur im Zusammenspiel kann die optimale Wirkung erreicht werden. Da Mineralstoffe vom Körper nicht selbst gebildet werden können, müssen sie täglich neu mit der Nahrung zugeführt werden. Die Aloe vera enthält folgende Mineralstoffe:

Magnesium

ist ein wichtiges Anti-Stress-Mittel. Es stärkt das Immunsystem und kräftigt den Herzmuskel. Magnesium ist am Aufbau von Zähnen und Knochen beteiligt. Es wirkt säurebindend und trägt zur Entgiftung des Organismus bei. Mangelerscheinungen führen zu Muskel- und Nervenschwäche.

Phosphor

wird vom Körper nur in geringer Dosis benötigt. In Verbindung mit Calcium entsteht Phosphat und ist dann in dieser Form ein Aufbaustoff für Knochen und Zähne. Phosphor ist ein wichtiges Element für unseren Energiestoffwechsel.

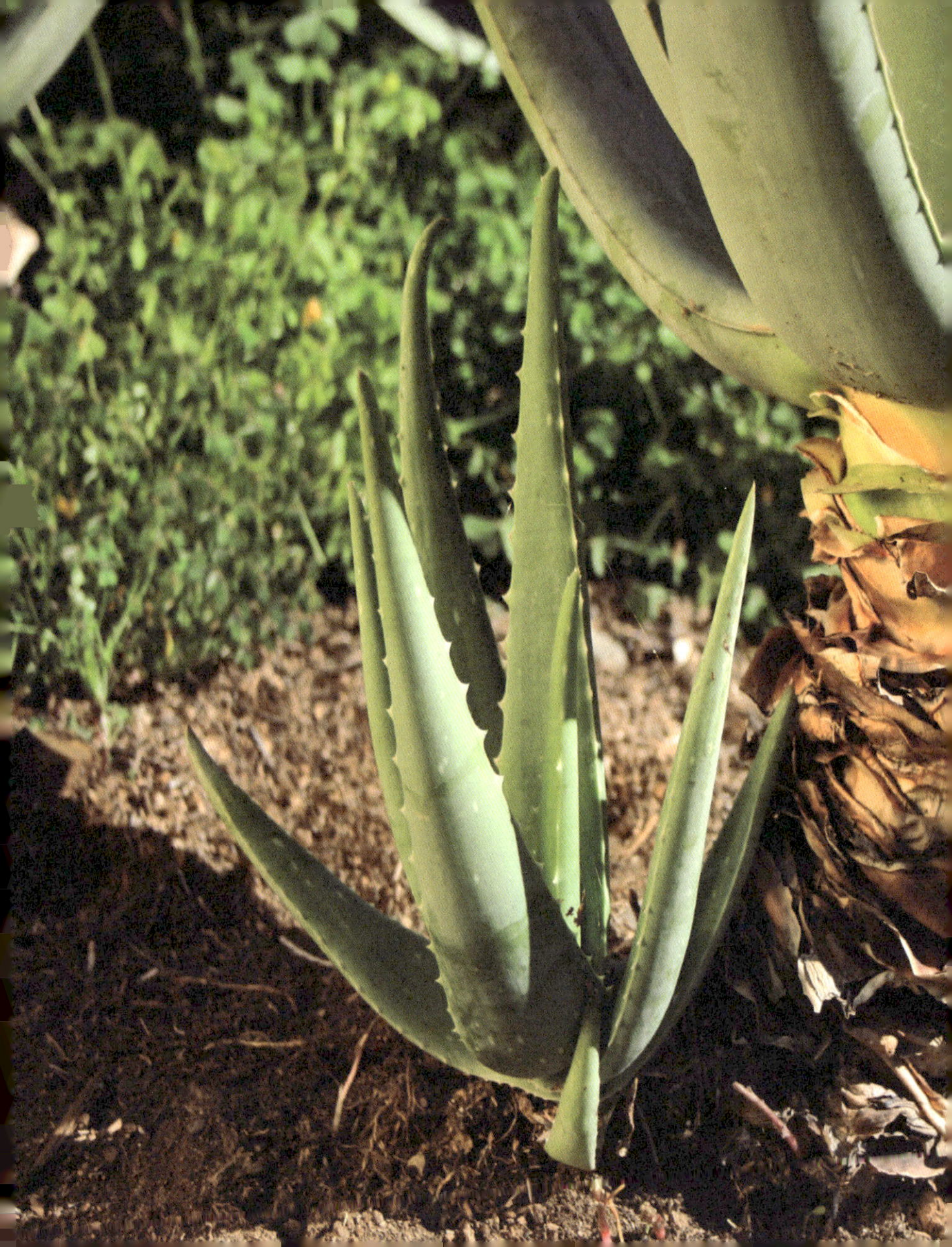

Mangan
aktiviert zusammen mit anderen Mineralien die Enzymsysteme. Es wirkt stabilisierend auf den Blutzuckerhaushalt und unterstützt die Verwertung der Vitamine E und B1.

Eisen
Der größte Anteil des Eisens, das wir mit der Nahrung aufnehmen, befindet sich im Blutfarbstoff, dem Hämoglobin. Hämoglobin ist für den Sauerstofftransport im Organismus verantwortlich. Bei Eisenmangel kommt es zu Blutarmut und damit zu Müdigkeit, Herzbeschwerden, Kopfschmerzen und Störungen des Abwehrsystems. Durch die Unterversorgung von Gehirn, Muskeln und Organen mit Sauerstoff kann es zur Schwächung des gesamten Organismus kommen.

Zink
Ohne Zink gäbe es keine Wundheilung. Menschen mit Neurodermitis oder Schuppenflechte leiden oft unter extremem Zinkmangel. Haarausfall, verhornte, runzelige Haut, trockene Augen sowie Wachstumsstörungen beruhen auf einem Mangel an Zink. Zink ist Bestandteil vieler Enzyme.

Kupfer,
ebenfalls ein Bestandteil vieler Enzyme, ist sehr vielseitig. Es trägt zur Sauerstoffverteilung im Organismus bei, stärkt das Immunsystem und ist an der Bildung von Blutkörperchen beteiligt. Kupfer sorgt für gesunde Gefäße, gesundes Haar und ein straffes, gesundes Hautbild. Kupfer ist der Gegenspieler von Zink.

Calcium
ist maßgeblich am Aufbau von Zähnen und Knochen beteiligt. Etwa 90

◂ *Über 200 Inhaltsstoffe wurden bis heute identifiziert.*

Prozent des benötigten Calciums werden dort eingelagert. Die restlichen 10 Prozent sorgen für die Blutgerinnung und stärken die Funktion von Muskeln und Nerven. Calciummangel führt zu Erregbarkeit, Nerven- und Muskelschwäche und langfristig wird das Knochengerüst weich und brüchig.

Chrom

spielt beim Glukosetransport durch die Zellmembran eine Rolle. Chrom bildet den Glukose-Toleranz-Faktor, ohne den das Insulin unwirksam ist. Chrom ist an der Gesunderhaltung unserer Blutgefäße beteiligt. Kinder benötigen Chrom für ihr Wachstum.

Selen

bewahrt unsere Zellen vor der Zerstörung durch freie Radikale, die z. B. durch Stress, Umweltgifte oder beim Rauchen vermehrt gebildet werden. Außerdem stärkt dieses Spurenelement die Infektabwehr.

Darüber hinaus enthält Aloe vera auch Aluminium, Schwefel, Chlor, Natrium, Kalium und Kaliumsorbat.

Sekundäre Pflanzenstoffe

Die sekundären Pflanzenstoffe sind nicht nur wichtig für die Verwertbarkeit von Vitaminen und Mineralien, sondern stärken unser Immunsystem und schützen die Zellen vor freien Radikalen. Sie kommen nicht in allen Pflanzen vor. Die in der Aloe vera enthaltenen sekundären Pflanzenstoffe sind:

Salicylsäure

hat fiebersenkende und schmerzstillende Eigenschaften. Sie ist Bestandteil von Aspirin-Tabletten.

Bioflavonoide
Aloe vera enthält Flavonoide, die die Nahrungsaufnahme unterstützen und die Bioverwertbarkeit von Lebensmitteln erhöhen.
Tannine
hemmen Infektionen und Entzündungen. Sie sind verantwortlich dafür, dass die Aloe bei Verletzungen die Poren schließt und den Sekretausfluss einstellt. Tannine binden Eiweißstoffe der Haut und Schleimhäute. Damit entziehen sie Bakterien den Nährboden.
Außerdem enthält die Aloe vera Lignine, Emodin, Steroide, Prostaglandine und Katechine.

Antioxidantien

Antioxidantien und freie Radikale – zwei Begriffe, die heute in aller Munde sind. Auch einige Wirkstoffe der Aloe vera gehören in die Gruppe der Antioxidantien. Was verbirgt sich dahinter? Wenn unser Organismus ständig unter besonderen Belastungen steht wie zum Beispiel Stress (im Beruf oder in der Partnerschaft), Lärm oder Smog entstehen im normalen Stoffwechsel sogenannte freie Radikale. Dabei handelt es sich um aggressive Sauerstoffatome, die körpereigene Eiweiße und Fette angreifen und so in das Zellinnere gelangen. Dort können sie die Erbsubstanz schädigen. Sie sind für die Entstehung vieler Krankheiten, wie zum Beispiel Krebs, mitverantwortlich. Wer sich gesund ernährt, verfügt meistens über genügend Antioxidantien, die in der Lage sind, diese freien Radikale zu eliminieren. Bei besonderen Belastungen braucht der Körper aber verstärkt Antioxidantien zur Abwehr. Die Aloe vera kann hier unterstützen.

Aloe vera-Produkte im Handel

Das Angebot von Aloe vera-Produkten ist in den letzten Jahren unüberschaubar geworden. Für den Laien ist es oft schwer zu erkennen, ob es sich um ein qualitativ hochwertiges Produkt handelt oder nicht. Besonders auf dem Lebensmittelsektor geben einige Firmen ihren Produkten durch den Aufdruck »mit Aloe vera« den Anschein einer Qualitätsware, die sie gar nicht ist. Ob nun Aloe vera dem Joghurt oder anderen Lebensmitteln beigesetzt wurde, Fakt ist, durch diesen Zusatz lässt sich ein Produkt besser verkaufen. Ob der enthaltene Aloe vera-Anteil allerdings in ausreichender Menge beigefügt wurde und ob somit eine biologische Wirksamkeit vorhanden ist, ist nicht zu ersehen. Auf jeden Fall werden die Produkte dadurch teurer. Nutzen Sie deshalb lieber die Grundprodukte, die Sie in guten Reformhäusern, Naturkostläden und Apotheken bekommen. Es gibt auch Aloe vera-Produkte aus biologischem Anbau.

Aloe vera-Gel

Aloe vera-Gel ist pharmazeutisch gesehen kein Gel, sondern eine gelähnliche Substanz, bei der Saft konserviert und eingedickt wurde. Aloe vera-Gel wird deshalb nur äußerlich angewandt. Man kann es pur auftragen oder in Cremes, egal ob in selbst gemachte oder gekaufte Fertigprodukte, einarbeiten. Es ist eine schnelle und wertvolle Hilfe z. B. bei Verbrennungen, Neurodermitis und Sonnenbrand.

Es ist etwas irreführend, dass die amerikanischen Aloe vera-Produkte zur inneren Anwendung oft »Gel« genannt werden, obwohl es sich eigentlich um Trinksaft handelt.

Aloe vera-Saft

Der Aloe vera-Saft zur Nahrungsergänzung ist kein Medikament! Er muss deshalb immer frei sein von Aloin. Der Aloe vera-Saft kann wie das Gel aber auch äußerlich angewendet werden. Inzwischen bekommen Sie Saft in Reformhäusern, Apotheken, Bioläden und sogar im Supermarkt. Achten Sie beim Kauf genau auf das Etikett. Es sollte sich immer um ein Produkt handeln, das mindestens 90 Prozent reinen Zellsaft enthält. Achten Sie darauf, dass keine Zusätze im Aloe vera-Saft enthalten sind.
Für Aloe vera-Saft-Konzentrat wurde dem Aloe vera-Saft das Wasser entzogen. Konzentrate werden auch aus eingedickter oder getrockneter Aloe vera, die rückverdünnt wurde, hergestellt.

Zur Nahrungsergänzung entfaltet der Aloe vera-Saft folgende Wirkungen:

- Die Abwehrkräfte werden gestärkt und damit Infektionserkrankungen besser vorgebeugt.
- Die Fresszellentätigkeit wird aktiviert. Das trägt zur schnellen Beseitigung von Krankheitserregern bei.
- Das Acemanan im Aloe vera-Saft aktiviert den Stoffwechsel und bekämpft freie Radikale.
- Die im Saft enthaltenen Enzyme wirken reizlindernd und entzün-

dungshemmend. Das ist besonders günstig bei arthritischen Beschwerden. Der Saft trägt dazu bei, dass sich wieder neue Gelenkschmiere bildet und die Gelenke beweglicher werden.

- Aloe vera übt einen beruhigenden Einfluss auf den Magen aus. Reizungen klingen schneller ab oder entstehen nicht mehr so oft.
- Der Aloe vera-Saft wirkt entschlackend und regt die Ausscheidung von Giftstoffen an.
- Der Darm wird gründlich entschlackt und die Darmflora dadurch wieder funktionsfähig. So ist sie zum Beispiel gegen Pilzbefall besser gewappnet.
- Die Knochenmarksaktivität wird angeregt und die Bildung neuer Blutzellen gefördert.
- Dank der die Zellteilung anregenden Wirkung wird der gesamte Organismus revitalisiert.

Es wird empfohlen, den Saft auf nüchternen Magen zu trinken, da er so am wirksamsten ist. Leider ist er für Menschen mit empfindlichem Magen-Darm nüchtern nicht so bekömmlich, daher ist Vorsicht geboten. Probieren Sie aus, wie Sie den Saft am besten vertragen.

Wichtiger Hinweis:

Zu Beginn einer Trinkkur mit Aloe vera-Saft kann es in den ersten Tagen zu Durchfällen kommen. Das ist eine völlig normale Reaktion des Darms. Je verschlackter der Darm ist, umso stärker setzt die entschlackende Wirkung der Aloe vera ein. Entschlacken geschieht durch Ausscheiden der Giftstoffe. Danach normalisiert sich die Darmfunktion und der Durchfall lässt nach.

Aloe vera-Kapseln

Seit einigen Jahren gibt es Firmen, die den Ansprüchen der heutigen Zeit Rechnung tragen und Aloe vera als Kapsel mit getrocknetem Pulver auf den Markt gebracht haben. Manche Experten behaupten nun, das getrocknete Pulver hätte sehr viel von seiner Wirksamkeit eingebüßt. Ich habe gründlich recherchiert, selbst getestet und herausgefunden, dass die Qualität der Kapseln sehr variiert. Ich habe bei guten Produkten sehr wohl die gleiche Wirkung gespürt wie bei der Anwendung des Saftes.

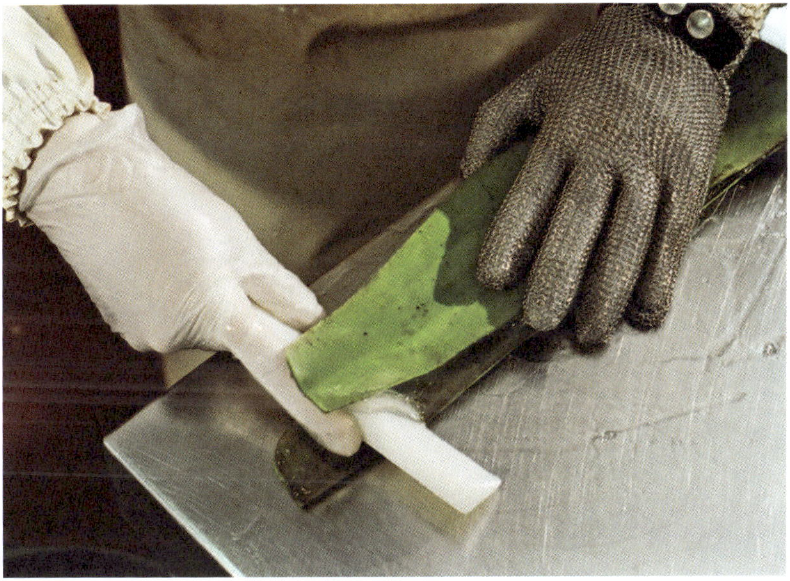

▲ *Um das Gel zu gewinnen, muss das Blatt längs aufgeschnitten werden.*

Aloe vera-Öl

Aloe vera-Öl ist ein Mazerat, das durch Einlegen der Pflanzenteile in ein Basisöl, z. B. Mandel-, Jojoba- oder andere Pflanzenöle, entsteht. Wenn Sie eine Aloe vera-Pflanze haben, können Sie sich selbst so ein Mazerat herstellen (Rezept auf Seite 40).

Gutes Aloe vera-Öl zum direkten Gebrauch oder zum Verarbeiten bekommen Sie im Reformhaus oder in Naturwarenläden, die z. B. Primavera-Produkte führen. Manche Läden führen auch Rohstoffe für selbstgerührte Kosmetik, darunter findet sich meistens auch Aloe vera-Öl. Kaufen Sie kein Produkt aus dem Supermarkt, das alle möglichen Zutaten enthält. In diesen Ölen ist Aloe vera nur in Spuren enthalten und hat keine therapeutische Wirkung.

Aloe vera als Hauspflanze

Um schnelle Hilfe für kleine Notfälle zur Hand zu haben, lohnt es sich, selbst eine Aloe vera im Haus zu halten. Wenn Sie einige Regeln beachten, ist die Aloe vera sehr pflegeleicht und anspruchslos. Damit die Wirkstoffe der Heilpflanze ausgereift sind, sollte sie allerdings mindestens fünf Jahre alt sein.

Pflege und Bezugsquellen

Heute bekommt man schon in jedem guten Pflanzenforum Aloe vera-Pflanzen. Fragen Sie den Händler, woher er die Pflanze bezieht und achten Sie darauf, dass es sich auch wirklich um eine Aloe vera barbadensis Miller oder linné handelt. Viele Hobbygärtner besitzen in ihrem Kleingarten eine Aloe vera und haben vielleicht einen Ableger für Sie übrig. Auch bei den Firmen, die Aloe vera-Produkte anbieten, lassen sich neben einzelnen frischen Aloe vera-Blättern manchmal auch ganze Pflanzen beziehen.

Damit sich die Wurzeln der Aloe vera gut ausbreiten können, benötigt sie einen großen Tontopf. Mischen Sie Zimmerpflanzenerde mit Sand im Verhältnis 1:1. Achten Sie auf eine gute Drainage, indem Sie Tonscherben unten in den Topf legen. Die Aloe vera mag es hell, ohne im knalligen Sonnenlicht zu stehen. Deshalb ist ein Südfenster oder auch eine Fensterbank, unter der sich eine Heizung befindet, kein idealer Standort. Zimmertemperatur ist ihr angenehm, nie unter 5°C .

Im Sommer können Sie die Pflanze auf den Balkon oder die Terrasse stellen. Vermeiden Sie auch hier die pralle Sonneneinstrahlung. Dennoch ist die Sonne mit ihren UV-Strahlen für die Aloe vera wichtig, denn sie wirkt stärkend sowie bakterien- und keimtötend. Damit werden Schädlinge von der Pflanze ferngehalten.
Bei trockenem Sommerwetter reicht es, wenn die Aloe vera zwei- bis dreimal Mal pro Woche gegossen wird. Gießen Sie erst dann, wenn die Erde trocken ist. Bei größerer Hitze sprühen Sie die Aloe vera unbedingt mit lauwarmem Wasser ein. Zum Düngen verwenden Sie Kakteendünger. Im Winter genügt es oft, wenn Sie alle zwei Wochen gießen, es sei denn, der Raum, in dem sich die Pflanze befindet, ist sehr beheizt. Dann gießen und besprühen Sie sie wie im Sommer.

Ungeziefer

Normalerweise ist die Aloe vera mit ihren stacheligen Blättern bestens gewappnet gegen Ungeziefer. Viele Schädlinge werden schon vom Geruch des bitteren Saftes vertrieben. Dass es dennoch zum Schädlingsbefall kommen kann, liegt an den klimatischen Bedingungen.
Spinnmilben und Läuse lassen sich bekämpfen. Sprühen Sie lauwarmes Wasser auf die betroffenen Stellen und setzen Sie die Pflanze 2 Stunden der direkten Sonne aus. Kochen Sie eine Knoblauchzehe 5 Minuten in einem halben Liter Wasser. Nach der Abkühlung geben Sie einige Tropfen Teebaumöl in den Sud und besprühen die Aloe vera täglich damit.
Fadenwürmer befallen die Wurzel und lassen die Aloe vera von unten her absterben. Hier bleibt nur, die Pflanze mitsamt der Erde zu entsorgen.

Wie Sie die Pflanze nutzen können

Sie können die Aloe vera sofort nutzen, indem Sie ein Stück vom Blatt abschneiden. Das ist besonders dann angebracht, wenn Sie z. B. bei Schnittwunden, Insektenstichen, Verbrennungen oder Prellungen schnelle Hilfe brauchen. Hierfür schneiden Sie das Blattstück der Länge nach auf und legen es auf die betroffenen Stellen. Je nach Bedarf können Sie die Wunde/Verletzung dann abdecken oder die Behandlung wiederholen.
Manche haben Bedenken, der Pflanze mit dem Messer zu Leibe zu rücken. Das ehrt Sie, aber es gibt es bei der Aloe vera keine Bedenken, denn sie hat die Fähigkeit, die Schnittfläche sofort wieder zu verschließen. Das schützt die Pflanze vor Verletzungen und sie gibt diese Eigenschaft an uns weiter.
Sie können die Pflanzenteile aber auch verarbeiten und ein Aloe vera-Öl oder eine Aloe vera-Tinktur machen (siehe unten). Auf alle Fälle gilt: Zur Verarbeitung der einzelnen Aloe-Teile sollte die Pflanze mindestens 3–4 Jahre alt sein. Je dicker das Blatt, umso wertvoller ist der Inhalt.

Gelgewinnung aus dem Frischblatt

Wenn Sie von Ihrer Hauspflanze ein ganzes Blatt abschneiden, können Sie das Gel wie folgt gewinnen: Legen Sie das Aloe vera-Blatt auf ein Küchenkrepp und darunter ein Holzbrett. Schneiden Sie vom breiteren Ende ein etwa 3 Zentimeter dickes Stück ab und werfen sie dieses weg. Danach warten Sie etwa 3 Minuten, bis der gelbliche Bitterstoff Aloin, der für die Verwendung ungeeignet ist, aus dem angeschnittenen Blatt getropft ist. Schneiden Sie nun zum Gebrauch von dem Blatt ein weiteres Stück von rund 3 Zentimetern ab. Entfernen Sie die stacheligen Erhebungen am Blattrand. Teilen Sie das Blatt längs in der Mitte und Sie haben das Gel. Jedes Mal, bevor Sie ein neues Stück von dem Aloe vera-Frischblatt abschneiden, müssen Sie ein kleines Stückchen opfern, um den harzigen, aloinhaltigen Teil zu entfernen. Angebrochene Gelstücke bewahren Sie im Kühlschrank auf.

Anwendung und Wirkung
Das Gel bietet eine Vielzahl von Anwendungsmöglichkeiten. Sie können dieses unkonservierte Gel innerlich als Nahrungsergänzung (bitte nur, wenn das Aloin gut abgetropft ist!) und äußerlich zur Wundversorgung, bei Insektenstichen, zur Haut- und Schönheitspflege u. a. anwenden.

Mazeration zur Herstellung von Aloe vera-Öl

Um ein Aloe vera-Öl herzustellen, bedarf es einer Mazeration. Das heißt, die Aloe-Pflanzenteile werden in ein fettes Basisöl eingelegt. Sie können dazu jedes gute Pflanzenöl wie etwa Weizenkeim-, Soja-, oder Sonnenblumenöl nehmen.

So wird's gemacht:

90 g reines Pflanzenöl Ihrer Wahl
10 g frisches Aloe vera-Blattgel
1 TL Vitamin E Acetat

▸ *Das frische Blattgel hilft schnell und zuverlässig bei Verbrennungen, Insektenstichen und kleinen Verletzungen.*

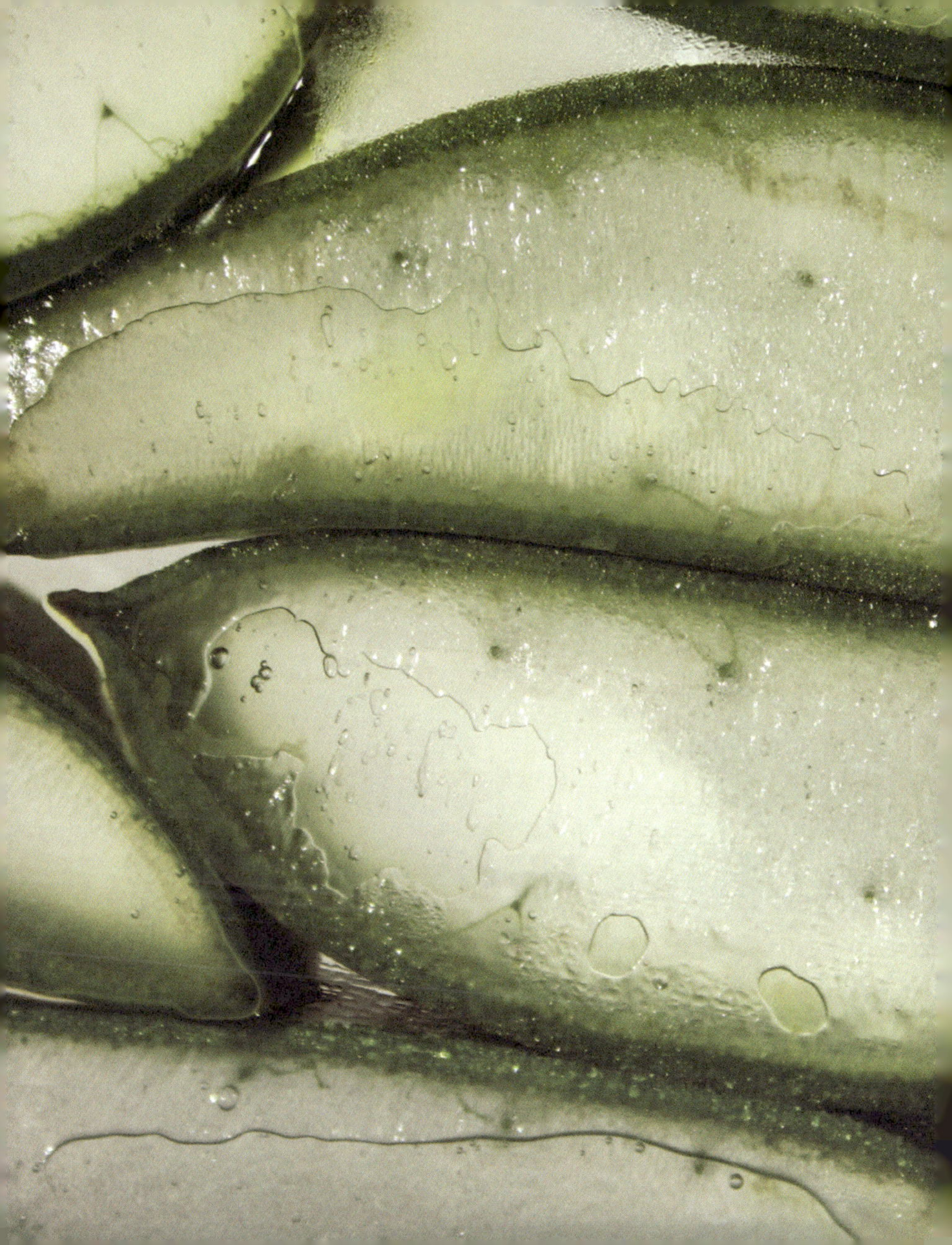

Pflanzenöl und Aloe vera-Gel mischen und in einem dunklen Gefäß gut verschlossen und lichtgeschützt stehen lassen. Hin und wieder etwas durchschütteln. Nach zwei Wochen wird das Gemisch durch ein Mulltuch klargefiltert und in eine dunkle Apothekerflasche abgefüllt. Damit das Öl nicht ranzig wird, fügen Sie einen TL Vitamin E Acetat hinzu, gut verrühren.

Anwendung und Wirkung
Sie können das Öl pur auf die Haut auftragen oder ihm ätherische Öle beimischen. Sie können es auch für die Herstellung anderer selbst gerührter Pflegeprodukte verwenden. Aloe vera-Öl ist bis auf Aknehaut für alle Hauttypen geeignet. Es macht die Haut weich und geschmeidig.

Die Tinktur – der alkoholische Pflanzenauszug

Werden Pflanzenteile in Alkohol eingelegt, entsteht daraus eine Tinktur.

So wird's gemacht:
Nehmen Sie 70%igen Alkohol und frisches Aloe vera-Blattgel. Setzen sie es im Verhältnis 1:10 an. Alkohol besitzt bereits eine konservierende Wirkung und deshalb ist die Tinktur auch ohne Konservierungsmittel sehr lange haltbar.

Anwendung und Wirkung
Aloe vera-Tinktur fördert den Heilungsprozess und kann pur auf Hautunreinheiten aufgetragen werden. Einige Tropfen Aloe vera-Tinktur bei

der Mundspülung desinfizieren den Mundraum und festigen das Zahnfleisch. Aloe vera-Tinktur kann auch zur Herstellung von Gesichts- oder After Shave-Balm benutzt werden (Rezepte auf Seite 117 und 149).

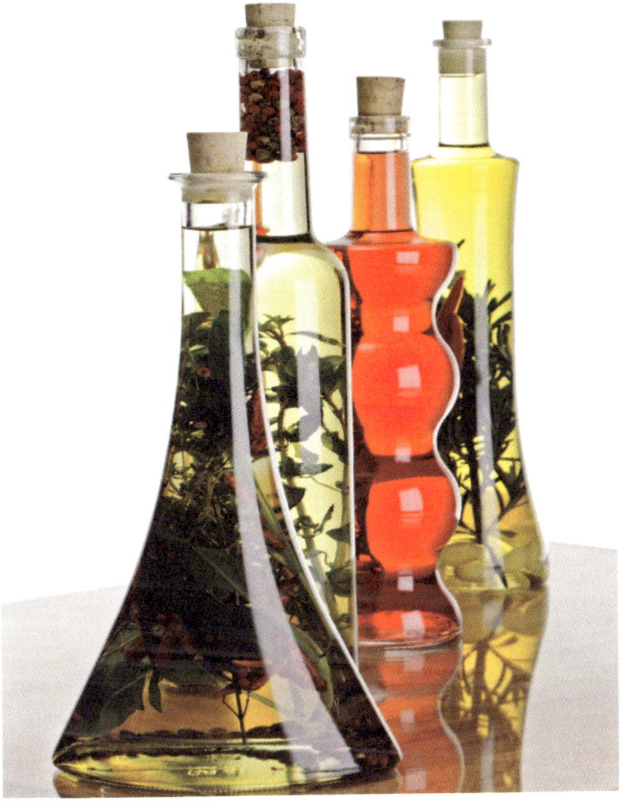

▲ *Genau wie Kräuteröle kann man auch ein Aloe vera-Öl ansetzen.*

Lebensmittel für unsere Gesundheit

Das Wort Lebensmittel sagt eigentlich schon alles. Sie liefern uns Vitalstoffe, die wir dringend für einen funktionstüchtigen, gesunden Organismus benötigen. Wenn man sich die Essgewohnheiten vieler Menschen anschaut, stellt man fest, dass die Nahrung, die sie zu sich nehmen, mit vitalen Lebensmitteln nichts mehr zu tun hat. Unser Körper benötigt Vitalstoffe, die sich aus Eiweißen, Kohlehydraten, Mineralien, Spurenelementen, Vitaminen, Enzymen und Fetten zusammensetzen. In einer gesunden Nahrung sind alle diese Vitalstoffe zu finden. Vital bedeutet lebendig. Mit der Ökobewegung kam zwar die Aufklärung über eine vollwertige Ernährung, aber nichtsdestotrotz haben viele Menschen ihre alten Essgewohnheiten beibehalten. Wer seine Nahrung fast ausschließlich aus Fast Food und Fertigprodukten bezieht, darf sich nicht wundern, wenn der Körper mit Krankheitssymptomen reagiert, denn viele dieser Stoffe bilden freie Radikale und können somit krebsauslösend und zellschädigend sein oder sie belasten unser Immunsystem.

Aloe vera als Nahrungsergänzung

Viele Mediziner sind der Meinung, dass Nahrungsergänzungsmittel überflüssig sind, da der Markt genug Lebensmittel für eine gesunde Ernährung bietet. Das ist zwar grundsätzlich richtig, aber Bioprodukte sind wegen ihres zurecht höheren Preises nicht für jedermann erschwinglich.

Hinzu kommt, dass es immer mehr Menschen mit Nahrungsmittelunverträglichkeiten gibt.
Das führt irgendwann unweigerlich zu einem Defizit an wichtigen Bioaktivstoffen, die wir für unsere Gesundheit dringend benötigen. Aloe vera deckt mit ihren vielen Inhaltsstoffen ein breites Wirkungsspektrum ab. Dennoch kann es in dem einen oder anderen Fall sinnvoll sein, die Wirkung durch andere Naturheilmittel z. B. aus der Bienenapotheke oder auch Spirulina zu verstärken.
Hinweis:
Nahrungsergänzungsmittel vervollständigen die Aufnahme von Vitalstoffen und sind daher in der Anwendung ohne Zeitbegrenzung einsetzbar. Deshalb ist die Sorge vieler ratgebender Fachleute unberechtigt, die der Ansicht sind, Nahrungsergänzungsmittel wie Medizin zu verwenden. Gerade bei Defiziten durch eine einseitige Ernährung, die z. B. durch Krankheit bedingt ist, sind die natürlichen Nahrungsergänzungsmittel eine gute Alternative.

Gesunde Drinks mit Aloe vera

Verwenden Sie den Aloe vera-Saft nur für kalte Speisen, da einige Inhaltsstoffe nicht hitzebeständig sind.

<u>Aloe vera-Frucht-Cocktail</u>

250 g frische Ananas
4 Aprikosen
25 ml Aloe vera-Saft

- kohlensäurearmes Mineralwasser
- evtl. Honig
- Limettenscheibe zur Dekoration

Die Früchte in Stücke schneiden und mit einem Küchenstab pürieren. Nach dem Pürieren den Aloe vera-Saft dazugeben, umrühren und nach Belieben mit Mineralwasser auffüllen. Eventuell mit Honig süßen. Das fertige Getränk in ein Longdrinkglas gießen und mit einer Limettenscheibe dekorieren. Für 1 Person.

Dieser Drink eignet sich im Sommer auch für Ihre Partygäste. Der Powerdrink unterstützt den Kreislauf, der bei Hitze auch mal aus dem Gleichgewicht gerät.

Aloe vera-Drink pikant

- 3 Tomaten ohne Schale
- 2 Aprikosen
- 25 ml Aloe vera-Saft
- kohlensäurearmes Mineralwasser
- Salz und Pfeffer
- Olive und Basilikum zur Dekoration

Tomaten und Aprikosen in Stücke schneiden und pürieren. Mit dem Aloe vera-Saft verrühren, nach Geschmack mit kohlensäurearmem Mineralwasser auffüllen, mit Salz und Pfeffer abschmecken. In ein Longdrinkglas gießen und mit einer Olive und Basilikum dekorieren. Für 1 Person.

Aloe vera Powermix

- kleines Glas kohlensäurearmes Mineralwasser

▸ *Drinks mit Aloe vera sind lecker und gesund.*

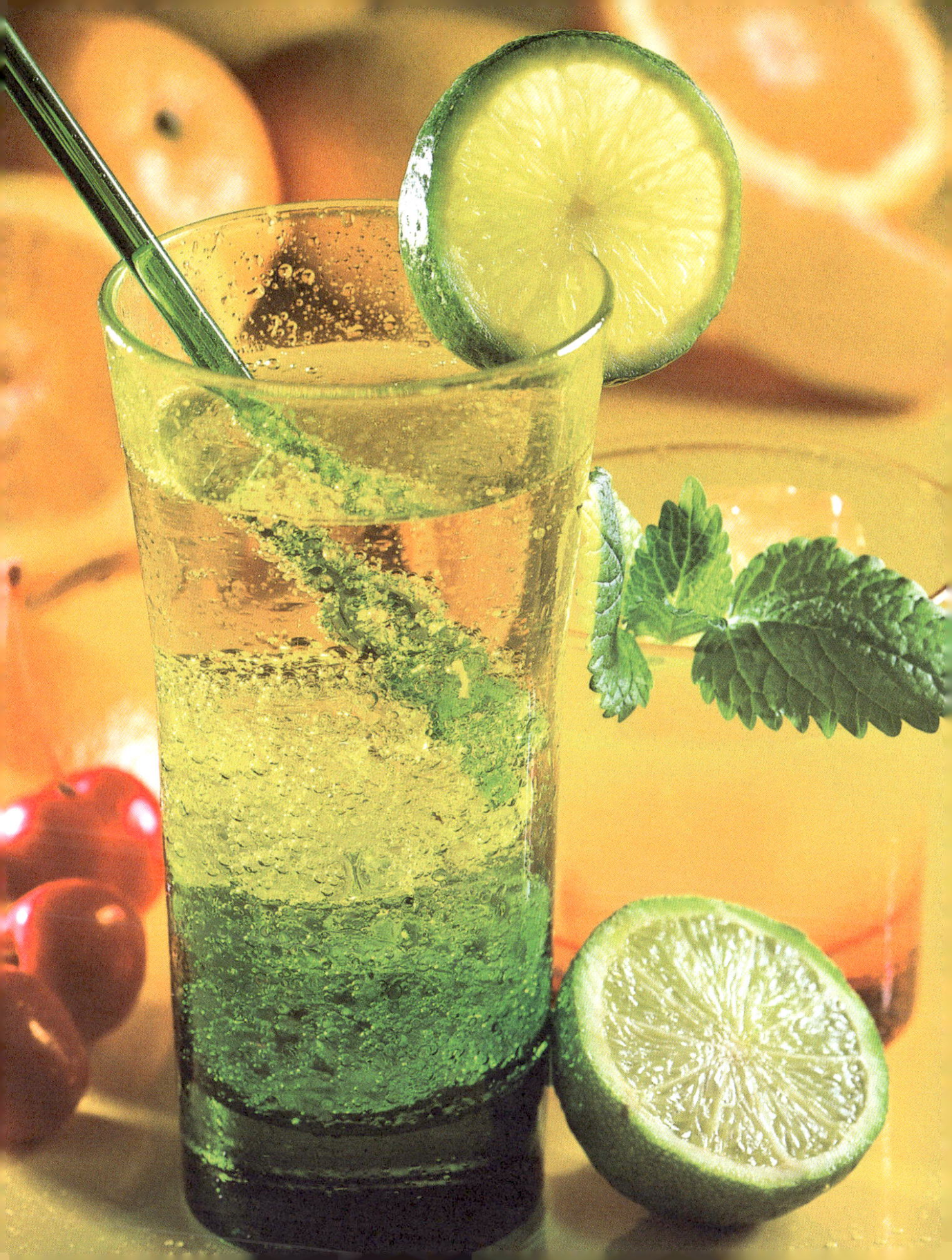

Saft einer halben Zitrone
1/2 TL Gelée Royale
10 ml Aloe vera-Saft
kaltgeschleuderter Honig nach Geschmack

Auf ein kleines Glas kohlensäurearmes Mineralwasser geben Sie den Saft einer halben Zitrone, 1/2 TL Gelée Royale und 10 ml Aloe vera-Saft. Mit kaltgeschleudertem Honig süßen. Bei Immunschwäche und zur Prophylaxe täglich ein Glas davon trinken. Für 1 Person.

Aloe vera-Desserts

Gerade Kinder essen sehr gerne fruchtige Nachspeisen. Mit Aloe vera-Saft und Honig statt Zucker können Sie daraus ein vitales Kraftpaket machen. Den puren Aloe vera-Saft mögen Kinder wegen des bitteren Geschmacks meistens nicht.

Aloe vera-Fitness-Quark

frische Früchte
250 g Magerquark
etwas Milch
25 ml Aloe vera-Saft
kaltgeschleuderten Honig nach Geschmack
Mark aus einer halben Vanilleschote
Physalis und Minzblätter zur Dekoration

Das frische Obst pürieren, mit dem Quark vermischen und mit der Milch glatt rühren, den Aloe vera-Saft hinzufügen und eventuell mit Honig süßen. Vanilleextrakt aus der Schote kratzen und in die Mischung einrühren. Dekorieren z. B. mit Physalis und Minzblättern. Für 1–2 Personen.

Aloe vera-Frucht-Sorbet

25 g Zucker
3 Kiwis
2 TL Zitronensaft
2 EL Aloe vera-Saft
1 kleines Eiweiß
1/4 TL Spirulinapulver
etwas Obst für die Garnitur.

Zucker mit 2 EL Wasser verrühren, 2 Minuten lang erhitzen, abkühlen lassen. Kiwis, Zitronensaft und Aloe vera-Saft im Mixer pürieren, Zuckersirup dazumischen, das Eiweiß schlagen und darunterheben. Spirulinapulver mit ein paar Tropfen Wasser glatt rühren und vorsichtig dazumischen. Durch das in der Spirulina enthaltene Chlorophyll färbt sich die Speise grün. Die fertige Masse in eine Schale geben und ins Gefrierfach stellen. Nachdem die Masse gefroren ist, Kugeln daraus formen und mit dem Obst garnieren. Für 2 Personen.

Sie können Aloe vera aber auch in jedes normale Joghurt- oder Quarkprodukt mischen.

Aloe vera – Heilpflanze der Sonne

Wenn Sonnenlicht Pflanzen durchflutet, dann bilden sich vermehrt bestimmte Pflanzeninhaltsstoffe aus. Sie werden Lichtwirkstoffe genannt, weil es sich um sinnlich wahrnehmbare oder auf analytischem Wege feststellbare Sonnensignaturen handelt. Einige Lichtwirkstoffe sind z. B.:

- Ätherische Öle – Geruchs- und Geschmacksträger vieler Heilpflanzen.
- Alkaloide – Wirkstoffe vieler Gift- und Hexenpflanzen.
- Carotinoide – gelb-orange-rote Pflanzenfarbstoffe.
- Chlorophyll – Blattgrün in allen Pflanzen.
- Flavonoide – im Zellsaft der Pflanze gelöste Farbpigmente.

Die Aloe vera ist eine Pflanze der Sonne, denn nur durch deren Energie kann die Aloe vera ihre Wirkungskraft entfalten. Je weniger Sonnenlicht die Aloe vera bekommt, umso wirkstoffärmer ist das Gel in den Blättern. Sonne und Pflanzen stehen seit jeher im tiefen Zusammenhang miteinander. Sonne symbolisiert Kraft, Stärke und Gesundheit – das Leben schlechthin. Es geht dabei vor allem um die Energie des Lichtes. Wir wissen selbst, wie melancholisch uns manchmal zumute ist, wenn wir zu wenig Sonnenlicht bekommen. Diese Synergie zwischen Licht und Leben ist für unsere Gesundheit und unsere Seele wichtiger und umfassender, als es den meisten bewusst ist. Licht stimuliert die Abwehrkräfte. Wenn wir über diese Informationen verfügen, ist es möglich, uns mit natürlichen Heilmitteln gesund zu erhalten.

Der Heiler und Schamane Ronald Hoth arbeitet mit Lichtenergien. In seinem Buch: Ela Ta Sin – Energie der Elohim - beschreibt er Folgendes:

▸ *Die Aloe vera braucht Sonne, damit sich ihre einzigartige Wirkstoffkombination bilden kann.*

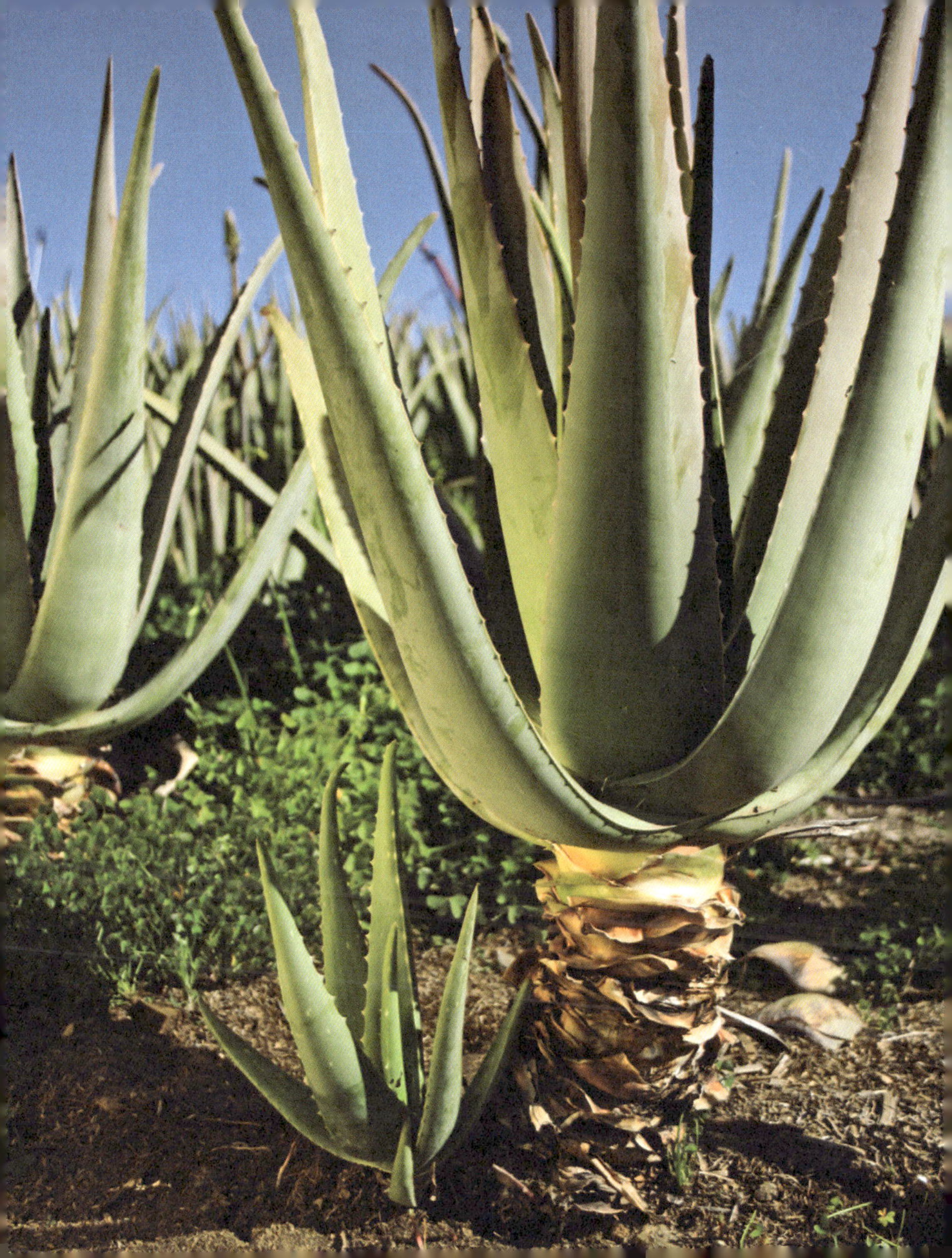

»Ich habe Aurafotos (Kirlianfotografie) gesehen von kleinen homöopathischen Kügelchen und welken Blättern, mit einem großen energetischen Strahlenkranz um sie herum. Ich habe Schmerztabletten gesehen, wo die Lebensenergie gleich »Null« ist, einfach nur ein schwarzes Loch. Das eine heilt durch Licht, und das andere nimmt Schmerzen, indem es uns Licht entzieht. Beides hilft.«
Die Frage ist nur, welches Mittel tut uns gut. Chemie oder Natur? Die Antwort ist einfach. Wenn mir Licht entzogen wird, schwindet auch gleichzeitig meine Energie zur Selbstheilung. Wenn mir durch Naturheilmittel Licht geschenkt wird, stärkt das meine Abwehrkräfte.

Aloe vera und Bienenprodukte

Bienen leben ganz im Rhythmus der Sonne. Als Frühlingsbote ist die Biene das heilige Tier der Fruchtbarkeitsgöttin Persephone. Kehrt die Göttin zusammen mit ihren geflügelten Gefährtinnen aus der Unterwelt zurück, erwacht die Erde endlich wieder zu neuem Leben. Mit Blütenpollen und Nektar, die die Biene zu Honig umwandelt, holt sie sich quasi das Sonnenlicht ins Haus.

Honig und Aloe vera

Honig führt dem Körper schnell neue Energien zu und stärkt das Immunsystem und die Nerven. Er wirkt antibakteriell und entzündungshemmend. Honig fördert die Verdauung und trägt zur Entgiftung des Organismus bei. In alten Büchern aus Brasilien wird bereits erwähnt, dass die Kombination von Honig und Aloe besonders wirksam sei. Und – britische Wissenschaftler haben dies vor einiger Zeit bestätigt. Sie stellten fest, dass Aloe vera im Zusammenspiel mit Honig eine neunmal intensivere Wirkung entfaltet!

Inhaltsstoffe des Honigs

Die Hauptbestandteile im Honig sind solche Zucker (Kohlenhydrate), die unseren Organismus schnell mit Energie versorgen. Sie liegen bei etwa 75–79 Prozent. Die wichtigsten sind Fruktose (Fruchtzucker) und Dextrose (Traubenzucker). In geringen Mengen sind Maltose (Malzzucker), Saccharose (Rohrzucker) und andere Zuckerarten nachweisbar. Der Wasseranteil liegt ca. zwischen 16–20 Prozent. Um gute Qualität zu gewährleisten, darf der Wasseranteil 21 Prozent nicht überschreiten. Nur der Heide- und der Kleehonig bilden hierbei eine Ausnahme.

Die ernährungspysiologisch wichtigen Aminosäuren, aus denen der menschliche Organismus Eiweißstoffe bildet, gehören zu den im Honig enthaltenen Proteiden. Proteide sind mit Stickstoff verbundene Substanzen. Bislang sind ungefähr zwölf im Honig befindliche Aminosäuren nachgewiesen. Drei dieser Aminosäuren finden wir auch im Aloe vera-Frischzellensaft.

Honig enthält auch lebenswichtige Mineralien und Spurenelemente, die einen Anteil von ca. 0,2 Prozent ausmachen. Honig ist reich an Vitaminen, besonders denen der B-Gruppe. Honig enthält zudem wichtige Enzyme, darunter Saccharase und Amylase, aromatische Stoffe, die dem Honig seinen speziellen Geschmack verleihen, einen Gallenwirkstoff, einen Östrogenstoff und mehrere antibiotische (keimhemmende) Stoffe, die unter der Bezeichnung Inhibine zusammengefasst sind.

Anwendungen mit Honig und Aloe vera

Viele Inhaltsstoffe von Honig sind licht- und hitzeempfindlich. Um seine antibiotische Wirkung nicht zu verlieren, darf Honig nie über 38°C erhitzt werden. Heißgetränke sollten erst abgekühlt sein, bevor sie mit Honig versetzt werden.

Honig sollte gut verschlossen aufbewahrt werden, damit Luft und Feuch-

tigkeit nicht zur Gärung führen. Die im Honig enthaltenen Enzyme lassen den Honig nach einer gewissen Zeit auskristallisieren, was die Qualität aber nicht beeinflusst. Hochwertigen Honig erkennt man am angenehmen aromatischen Geruch. Er ist zähflüssig und gut streichfähig. Er besitzt ein homogenes Aussehen im kandierten Zustand. Er weist eine trockene Oberfläche auf.
Honig ist nicht nur ein gesundes Nahrungsmittel, sondern hat auch äußerlich heilende Eigenschaften und einen wohltuenden Effekt auf die Haut. Nehmen Sie am besten kaltgeschleuderten Biohonig.

Grundsatzregel
Sie können »ihre« Portion Aloe vera-Saft mit Honig (Menge nach ihrem Geschmack) mischen, in Quark einrühren und so zu sich nehmen. Sie können die Aloe-Honigmischung mit ätherischen Ölen anreichern und in neutrale Cremes oder Öle einarbeiten.

Gelée Royale, Propolis und Pollen

Auch Gelée Royale, Propolis und Pollen, die anderen Bienenprodukte, gelangen in Kombination mit Aloe vera in immer mehr Produkten in den Handel. Dass es sich bei Gelée Royale um den Futtersaft der Bienenkönigin handelt, hat sich inzwischen herumgesprochen, aber über Propolis ist die Unwissenheit ziemlich groß. Zur Zeit ist rechtlich unklar, ob Propolis ein natürlicher Nahrungsergänzungsstoff oder ein Arzneimittel ist. In Kosmetika ist die Wirkung schon seit Längerem erprobt, und viele Firmen, die Aloe vera-Produkte anbieten, haben auch eine Aloe vera-Creme mit Propolis. Auch Cremes mit Gelée Royale gibt es seit vielen Jahren auf dem Kosmetikmarkt.

Die Wirkung von Gelée Royale

Gelée Royale steigert die körperliche und geistige Leistungskraft erheblich, stärkt das Immunsystem und fördert Herz- und Kreislauffunktionen. Es unterstützt die Behandlung rheumatischer Erkrankungen und ist ein Schönheitselixier für die Haut. Gelée Royale enthält auch hormonähnliche Wirkstoffe, die besonders Frauen in den Wechseljahren bei den

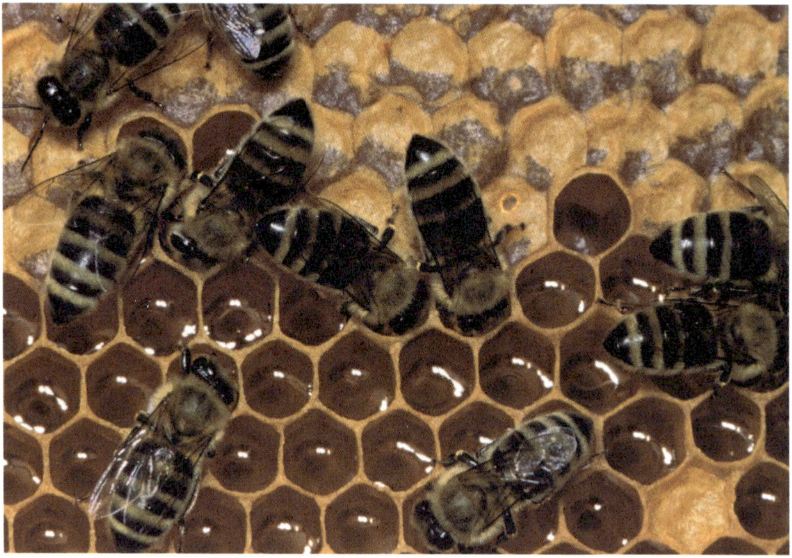

▲ *In Kombination mit Honig entfaltet Aloe vera eine neunmal intensivere Wirkung.*

typischen Beschwerden helfen sollen. Etwa 300 mg naturreines Gelée Royale pro Tag versorgen den Organismus ausreichend mit den Vitaminen A, E, C und dem Vitamin-B-Komplex.

Die Wirkung von Propolis

Propolis ist ein natürliches Antibiotikum mit breitem Wirkstoffspektrum. Es hemmt Krankheitskeime in ihrer Aktivität oder tötet sie oftmals völlig ab. So schützt es das Bienenvolk vor Infektionen. Propolis stärkt das Immunsystem und regt die Selbstheilungskräfte an, es entgiftet den Körper, wirkt nervenstärkend und sogar schmerzlindernd. Propolis gibt es als Tinktur und in fester Form.

Das Kraftpaket – Aloe vera und Pollen

Unter Pollen versteht man Blütenstaub, also die männlichen Sporen von Samenpflanzen, die die weiblichen Pflanzenteile befruchten. Bienen sammeln Pollen, denn Pollen sind für die heranwachsenden Bienenlarven Nährstoffquelle für Eiweiß und Fette.
Pollen sind für Bienen unentbehrliche Kraftnahrung. Deshalb dürfen die Imker nur einen kleinen Teil, etwa zehn Prozent, davon nutzen und aus dem Bienenstock entfernen. Es wundert also nicht, dass Pollen für uns Menschen den gleichen kraftvollen Energieschub bedeuten. In Verbindung mit Aloe vera-Saft sind Sie ein exzellentes Kraftpaket zur Stärkung des Immunsystems.

Die Heilwirkung von Pollen

Pollen versorgen den Organismus mit allen wichtigen Vitalstoffen und beugen Mangelerscheinungen vor. Pollen stärken die Nerven, steigern die körperliche und geistige Leistungskraft, fördern die Durchblutung, pflegen den Darm und regen die Verdauung an. Pollen pflegen die Haut von innen.

Pollen sind auch für die Gesundheit des Menschen so wertvoll, weil sie hochwertige Eiweißstoffe, Vitamine, Mineralstoffe und Spurenelemente enthalten. Der Eiweißgehalt ist höher als im Honig. Diese Eiweiße der Pollen bestehen zum großen Teil aus essentiellen Aminosäuren, also solchen, die unser Körper nicht selber herstellen kann, die aber für seine Funktion enorm wichtig sind. Der Anteil von Aminosäuren in Pollen liegt bei 15–30 Prozent. Mit 20 Gramm Pollen kann ein Erwachsener seinen gesamten Tagesbedarf an Aminosäuren decken.

Interessant sind Pollen auch durch den Gehalt an mehrfach ungesättigten Fettsäuren, die an lebenswichtigen Körperfunktionen beteiligt sind. Dadurch wird die entschlackende Wirkung von Aloe vera bei Arteriosklerose beispielsweise verstärkt.

Aloe vera und Edelsteine

Die ersten Hinweise auf die Heilkraft der Edelsteine findet man in Indien, wo in alten medizinischen Quellen Edelsteine neben Gold als wirksame Heilmittel erwähnt werden. Wie alles Gestein setzen sich auch Edelsteine u. a. aus Edel- und Halbmetallen, Mineralien und Spurenelementen zusammen.

Edelsteine sind Schöpfungen der Natur und lassen sich sehr gut mit Pflanzenwirkstoffen kombinieren. Besonders im Bereich Aloe vera-Cremes mit Edelsteinen habe ich seit Jahren sehr gute Erfahrungen gemacht. Die Energie der Aloe vera verbindet sich mit der Heilkraft der Edelsteine und transportiert die Informationen weiter.

Eine Anzahl von Edelsteinen sind ebenfalls mit der Sonnenenergie gekoppelt. In einigen Edelsteinen und Mineralien sind die lichten und wärmenden Eigenschaften der Sonne besonders ausgeprägt:

- Bergkristall – das kristalline Licht.
- Topas – Magnet des Lichts.
- Bernstein – das Gold des Nordens.

Edelsteine können direkt auf die gewünschten Körperstellen aufgelegt werden. Detaillierte Informationen zu Steinen und Wirkungsweisen finden Sie z. B. in dem Buch »38 Heilsteine für ein gesundes Leben« von Dagmar Braunschweig-Pauli, erschienen ebenfalls in der Herbig Hausapotheke. Ich habe mich hier auf zwei Edelsteine beschränkt, die unbedenklich verwendet werden können und ein breites Wirkungsspektrum besitzen.

Aloe vera in Edelsteinwasser

Wasser ist ein Informationsträger. Beim Edelsteinwasser geben die Steine ihre Heilinformation an das Wasser ab. Edelsteinwasser kann sowohl innerlich wie äußerlich angewendet werden, sie können es trinken oder zur Herstellung von Speisen und selbst gemachten Pflegeprodukten nutzen. Zusammen mit Aloe vera ergibt Edelsteinwasser ein hervorragendes Tonikum zur Behandlung von kleinen Beschwerden und zur erfrischenden, hautstärkenden Pflege.

Herstellung von Edelsteinwasser

Um Ihrem normalen Leitungswasser eine besondere Wirkung zu verleihen, können Sie Edelsteine hinzufügen. Aus Kostengründen können Sie Rohsteine verwenden.

Zur Herstellung wird der Edelstein kurz abgekocht, das Kochwasser weggießen. Den Stein dann mehrere Stunden in Trinkwasser einlegen und das Gefäß etwas abdecken. Das Edelsteinwasser sollte innerhalb von 12 Stunden verbraucht werden. Ist ein Edelstein einmal abgekocht worden, reicht es, wenn man ihn danach ab und zu unter fließendem Wasser reinigt.

Hier zwei Vorschläge:

<u>Aloe vera-Edelsteinwasser aus Bergkristall</u>

Bergkristall besteht zu 100 Prozent aus Siliziumoxid. Er gilt als Bindegewebsstein. Wirkt straffend und festigend auf die Haut.

Trinken Sie ein Glas Bergkristallwasser mit 10 ml Aloe vera-Saft.

▸ *Edelsteine und Aloe vera ergänzen sich.*

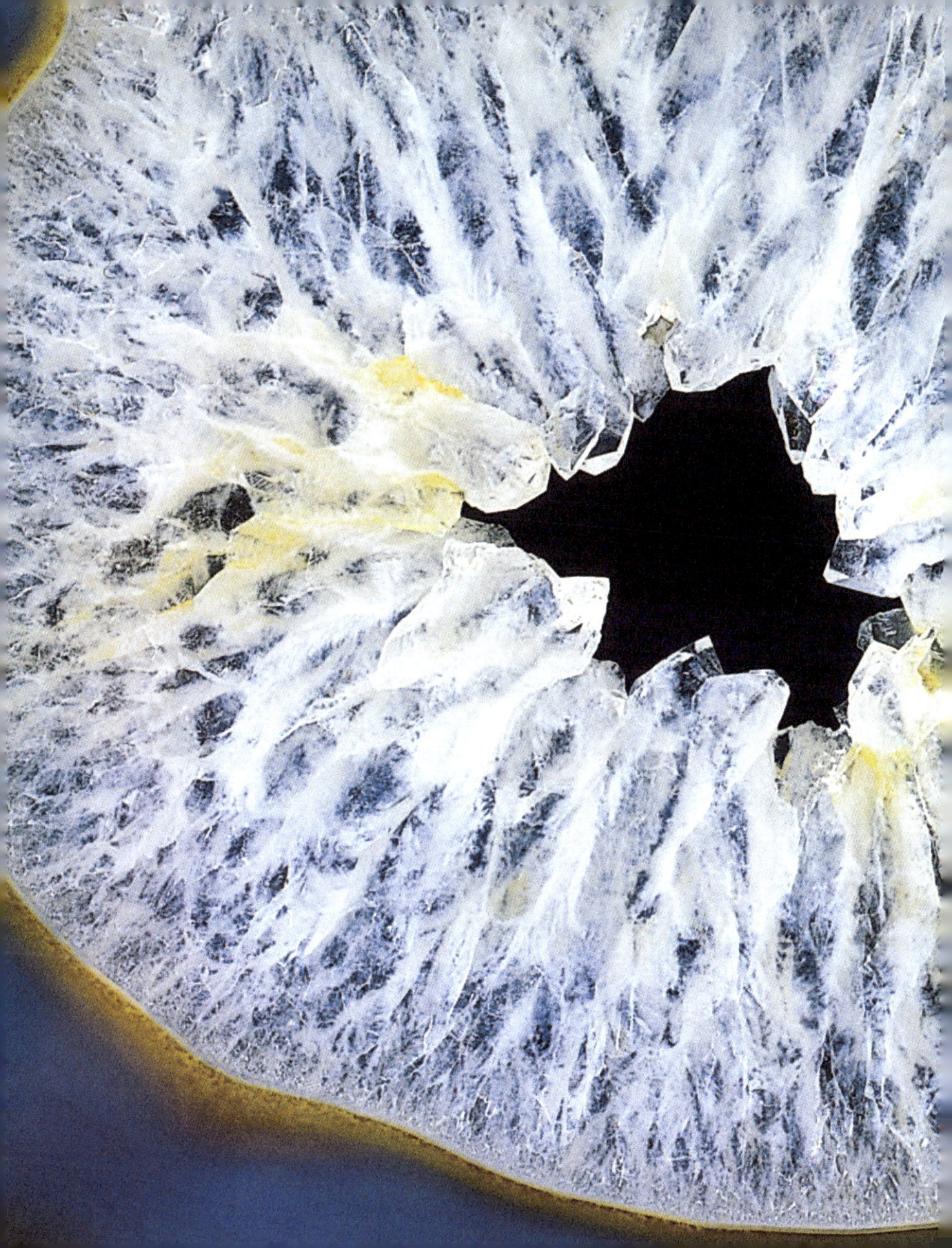

Im seelischen Bereich gibt er Klarheit und Energie.
Zur äußeren Verwendung können Sie zu 100 ml Edelsteinwasser auch 10 ml Aloe vera-Tinktur hinzufügen. Auch zum Anrühren von Gesichtscremes hervorragend geeignet.

Rosenquarzwasser mit Aloe vera
Innerlich angewandt reguliert es die Funktionen von Herz und Kreislauf und verbessert die Gewebsdurchblutung. Im seelischen Bereich steht der Rosenquarz u. a. für Liebe, Romantik, Intuition und Wohlgefühl.
In ein Glas Rosenquarzwasser geben Sie 10 ml Aloe vera-Saft und trinken die Mischung.
Zur Verwendung als Gesichtswasser fügen Sie 10 ml Aloe vera-Tinktur zum Rosenquarzwasser hinzu.

Aloe vera in der Naturheilkunde

Die Naturheilkunde gehört zu den ältesten Heilmethoden der Menschheit und Krankheiten wurden damit auf ganzheitlicher Ebene behandelt. Wir kennen alle den Spruch: »Gegen alle Beschwerden ist ein Kraut gewachsen«.
Seit einiger Zeit besinnt sich die Menschheit wieder auf dieses Wissen und die Heilkraft der Pflanzen und homöopathischen Mittel findet wieder die nötige Beachtung. Aloe als Heilpflanze gibt es in verschiedenen Formen in der Naturheilkunde.

Die biogen stimulierte Aloe

Der experimentierfreudige russische Augenarzt Professor Wladimir Filatow begründete in den 1940er-Jahren die Gewebetherapie und machte dabei erstaunliche Entdeckungen. Er untersuchte jahrelang die Eigentümlichkeiten von isolierten Organen und Geweben. Was zunächst für die Augenheilkunde gedacht war, ließ sich auch auf andere Körperfunktionen übertragen. Die Entdeckung war folgende: Wenn beispielsweise frisch geerntete Aloe-Blätter bei niedrigen Temperaturen über 12 bis 15 Tage in einem dunklen Raum gelagert werden, vollzieht sich in den Blättern ein biochemischer Umbau, der die Bildung von biologisch hochaktiven Verbindungen zur Folge hat. Diese biologischen Stoffe werden auch dann nicht zerstört, wenn der aus diesen Blättern gewonnene Saft gekocht, verdampft und wieder in Flüssigkeit zurückverwandelt wird. Obwohl nach diesem Behandlungsprozess viele Stoffe, wie Hormone, Eiweiße und Salze, nicht mehr nachweisbar sind, bleiben die Stimulatoren nicht nur erhalten, sondern verstärken ihre biologischen Eigenschaften sogar um ein Vielfaches. Verbinden sich diese nun mit den heilkräftigen Inhaltsstoffen der Aloe, entfalten diese biogen stimulierten Stoffe eine umfangreiche Wirkung auf die Funktion des gesamten Organismus.

Der Pharmazeut Wolfgang Wirth hat die Gewebetherapie nach Professor Filatow neu aufgegriffen und weiterentwickelt. Das Ergebnis hat er in einem Brevier zusammengefasst. Er fand heraus, dass es sich bei den biogenen Stimulatoren um Botenstoffe (Neurotransmitter) handelt, die nach dem Prinzip der Regularmoleküle des Immunsystems ihre Wirkung entfalten. Dies geschieht in erster Linie über das Zentralnervensystem, aber auch in den Geweben und über die Haut.

Biogen stimulierte Extrakte werden als Injektion angewandt. Wolfgang Wirth beschreibt Erfahrungen bei zahlreichen Erkrankungen, denen allein mit schulmedizinischen Mitteln nicht beizukommen ist. Wie in der Homöopathie ist auch hier das Hauptziel, das Immunsystem zu stärken. Wenn Sie eine Behandlung mit biogen stimulierter Aloe in Erwägung ziehen, suchen Sie einen Heilpraktiker oder einen Arzt für Naturheilkunde auf und lassen Sie sich zu Diagnose und Anwendung beraten. Präparate mit biogen stimulierter Aloe erhalten Sie nur auf Bestellung in der Apotheke.

Einsatzmöglichkeiten

Biogen stimulierte Aloe stärkt vor allem das Immunsystem, unterstützt die Entgiftung der Leber sowie die Behandlung akuter und chronischer

Krankheiten. Alogen, der Wirkstoff der biogen stimulierten Aloe, verstärkt die Wirkung anderer pflanzlicher oder chemischer Pharmaka. Dadurch kann die Dosierung dieser Medikamente verringert werden. Die biogen stimulierte Aloe wird auch zur Wirkungsverstärkung bei Reflexzonentherapie, Akupunktur und Neuraltherapie eingesetzt.
Eine Therapie mit biogen stimulierter Aloe kann auch sehr gut mit anderen natürlichen Heilmitteln kombiniert werden, beispielsweise mit einer Enzymtherapie oder Vitaminen und Mineralstoffen.

Aloe in spagyrisch hergestellten Elixieren

Das Wort »Spagria« kommt aus dem Griechischen und bedeutet so viel wie trennen (spao) und verbinden (ageiro). Das Verfahren der spagyrisch hergestellten Heilmittel kommt aus der Alchemie. Paracelsus, der bekannte Alchemist, und auch Nostradamus, der berühmteste Seher des Mittelalters, stellten Lebenselixiere her, die nach dem alchemistischen Prinzip »Lösen und Binden« zubereitet wurden. Die Verwendung der Aloe spielte im Lebenselixier des Nostradamus eine wichtige Rolle. Noch heute werden diese Elixiere hergestellt.
Zur Herstellung eines Elixiers werden die gereinigten Pflanzenteile zerkleinert und durch Zugabe von Spezialhefen zur Gärung gebracht. Nachdem ein alkoholischer Sud entstanden ist, wird er destilliert, die Rückstände werden anschließend getrocknet und verascht. Danach wird das Destillat mit der Asche gemischt, und wenn sich die Mineralsalze gelöst haben, wird es gefiltert. Die gewonnene Essenz unterliegt einem Reifungsprozess von mehreren Wochen und wird dann potenziert.

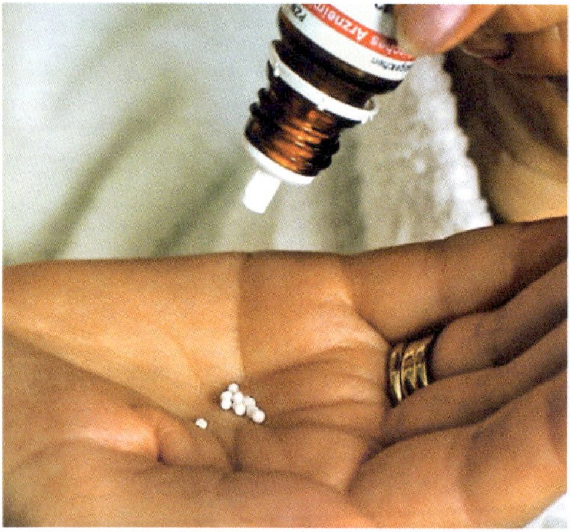

Ziel ist es, die geistige Essenz der Pflanze zu bewahren. Durch dieses spezielle Verfahren soll die Heilinformation der Pflanze, zum Beispiel der Aloe, in Kombination mit anderen Heilpflanzen so transformiert werden, dass sie statt der körperlichen die seelisch-geistige Ebene anspricht. Die Essenz setzt bestimmte Energien frei, durch die die Regulationskräfte in uns aktiviert werden. Das wirkt sich besonders auf das Nervensystem und die Stimmungslage des Menschen aus. Alles kommt wieder in ein harmonisches Gleichgewicht.
Die normale Dosierung beträgt 8 Tropfen, die direkt unter die Zunge geträufelt oder in einem Glas Wasser eingenommen werden können.

Aloe in der Homöopathie

Im Gegensatz zur Schulmedizin, die ihre Medikamente zur Bekämpfung eines bestimmten Symptoms einsetzt, steht bei der Homöopathie immer der Mensch als ganzheitlich zu behandelndes Wesen im Vordergrund. Hauptaufgabe ist es, die körpereigene Abwehr zu stärken. Die Homöopa-

▲ *Auch in der Homöopathie wird Aloe erfolgreich eingesetzt © DHU Karlsruhe*

thie ist ein Heilverfahren, das die Weisheit des Körpers respektiert, indem es Arzneimittel einsetzt, die den Selbstheilungsprozess anregen.
Die Homöopathie funktioniert nach dem Ähnlichkeitsgesetz. Der Begründer Dr. Samuel Hahnemann wählte diesen Begriff, weil er übersetzt so viel bedeutet wie: Heilen mit Ähnlichem. Das Ähnlichkeitsgesetz besagt, dass ein Heilmittel eine Krankheit heilen kann, wenn es bei einem Gesunden Symptome hervorruft, die denen der Krankheit ähneln.
Die spezielle Methode der Homöopathie ist die schrittweise Verdünnung (Potenzierung) der Mittel. Das geschieht wie folgt: Die Ursubstanz wird mit Wasser oder Alkohol verdünnt und dann verschüttelt. Dabei wird die Schwingungsfrequenz der Ursubstanz auf die Trägersubstanz übertragen. Die Verdünnung 1:10 wird als D1 bezeichnet. Je höher die Potenz, umso intensiver ist die Wirkung des Mittels.

Aloe-Mittel DHU
Stammpflanze: Aloe socotrina, Aloe ferox, Aloe africana (Miller).
Verwendet: Saft der getrockneten Blätter.
Bestandteile: Emodin, Aloin und Harz.
Gebrauchsform: akute Gastritis, Dysenterie, Collitis simplex, Hämorrhoiden, Pfortaderstauung.
Hinweis: keine Selbstmedikation!

Aloe in der Phytotherapie

In der Pflanzenheilkunde ist die Aloe schon seit Jahrhunderten als Abführmittel bekannt. Auch Hildegard von Bingen hat die Aloe u. a. dafür eingesetzt. Sehr bekannt in der Volksheilkunde ist der »kleine Schwedenbitter«. Er stärkt die Abwehrkräfte, fördert die Verdauung, lindert Gelenkschmerzen und unterstützt Leber und Nieren.

Aloe im Schwedenbitter

Schwedenkräuter setzen sich aus einer Mischung von Heilpflanzen zusammen, die einzeln recht selten zur Anwendung kommen. Erst durch ihre einzigartige Wirkstoffkombination, die durch Alkohol freigesetzt wird, erhält der Schwedentrunk seine heilkräftigen Eigenschaften. Der Schwedentrunk ist in der Apotheke erhältlich, kann aber auch zu Hause angesetzt werden.

10 g Aloe ferox oder carpensis (manchmal wird statt Aloe auch Wermut oder Enzianwurzel verwendet)
5 g Myrrhe
0,2 g Safran
10 g Sennesblätter
10 g Kampfer
10 g Rhabarberwurzel
10 g Zittwerwurzel
10 g Manna
10 g Theriak venezian
5 g Eberwurzel
10 g Angelikawurzel
1 1/2 Liter 38–40%iger Obst- oder Kornbranntwein

Die Schwedenkräuter werden mit 1 1/2 Litern 38–40%igem Obst- oder Kornbranntwein in einer weithalsigen Zweiliterflasche angesetzt. Dieser Aufguss muss zwei Wochen an einem warmen Platz (Sonne oder Herdnähe) stehen. Die Mischung muss mehrmals täglich kräftig geschüttelt werden. Nach der zweiwöchigen Reifezeit wird er abgeseiht und in dunkle Apothekerflaschen abgefüllt, fest verschlossen und kühl aufbewahrt. Mit zunehmender Reife entfaltet der Schwedenbitter immer stärker seine Heilkraft.
Der Schwedenbitter kann auch vorbeugend, z. B. im Winter, genommen werden: morgens und abends einen TL von der Tinktur in Wasser oder heißen Tee einrühren.

Aloe als Blütenessenz

> *»Krankheit ist weder Grausamkeit noch Strafe, sondern einzig und allein ein Korrektiv, ein Werkzeug, dessen sich unsere eigene Seele bedient, um uns auf unsere Fehler hinzuweisen, um uns von größeren Irrtümern zurückzuhalten, um uns daran zu hindern, mehr Schaden anzurichten – und uns auf den Weg der Wahrheit des Lichts zurückzubringen, von dem wir nie hätten abkommen sollen.«* (Dr. Edward Bach)

Anfang der 1930er-Jahre entwickelte der englische Arzt Dr. Edward Bach ein System, das in der Lage ist, im seelisch-feinstofflichen Bereich zu wirken. Es handelt sich dabei um die inzwischen sehr bekannten Bach-Blü-

ten. Der Schwerpunkt dieser Therapie liegt darin, negative Gemütszustände zu beheben, die für die eigentliche Krankheit verantwortlich sind. Die richtige Bachblüte wirkt wie ein Schlüssel, der in das Schloss jener Tür passt, die zum dazugehörigen Seelenraum führt.
Dr. Edward Bach fand im Laufe vieler Selbstversuche heraus, dass Blüten von bestimmten, wild wachsenden Pflanzen ganz einzigartige Heilschwingungen haben. Er entwickelte Methoden, die Trägersubstanz Wasser mit den Heilschwingungen der Blüten zu verbinden. So entstanden die Bachblütenessenzen. Stabilisiert werden die Essenzen mit Alkohol.

Die Aloe-Blütenessenz

In unserem Herzen sind die feinstofflichen Lebensenergien konzentriert. Zwei Fingerbreit daneben befindet sich unser Seelensitz. Die Aloe-Essenz steigert die ätherische Energie bei Müdigkeit und Erschöpfungszuständen. Bei starkem Stress und Überarbeitungssymptomen bringt die Aloe-Blüte die schöpferischen Fähigkeiten des Herzens wieder ins Gleichgewicht.
Im körperlichen Bereich wirkt die Blütenessenz ausgleichend zwischen Feuer und Wasser und spendet so neue Lebensenergie. Wasseransammlungen im Körper werden ausgeschwemmt.
Zur äußerlichen Anwendung kann die Aloe-Blütenessenz in eine neutrale Creme eingerührt werden.

▸ *In der Phytotherapie ist Aloe Bestandteil des Schwedenbitter, und auch Dr. Bach schätzte ihre Heilkraft.*

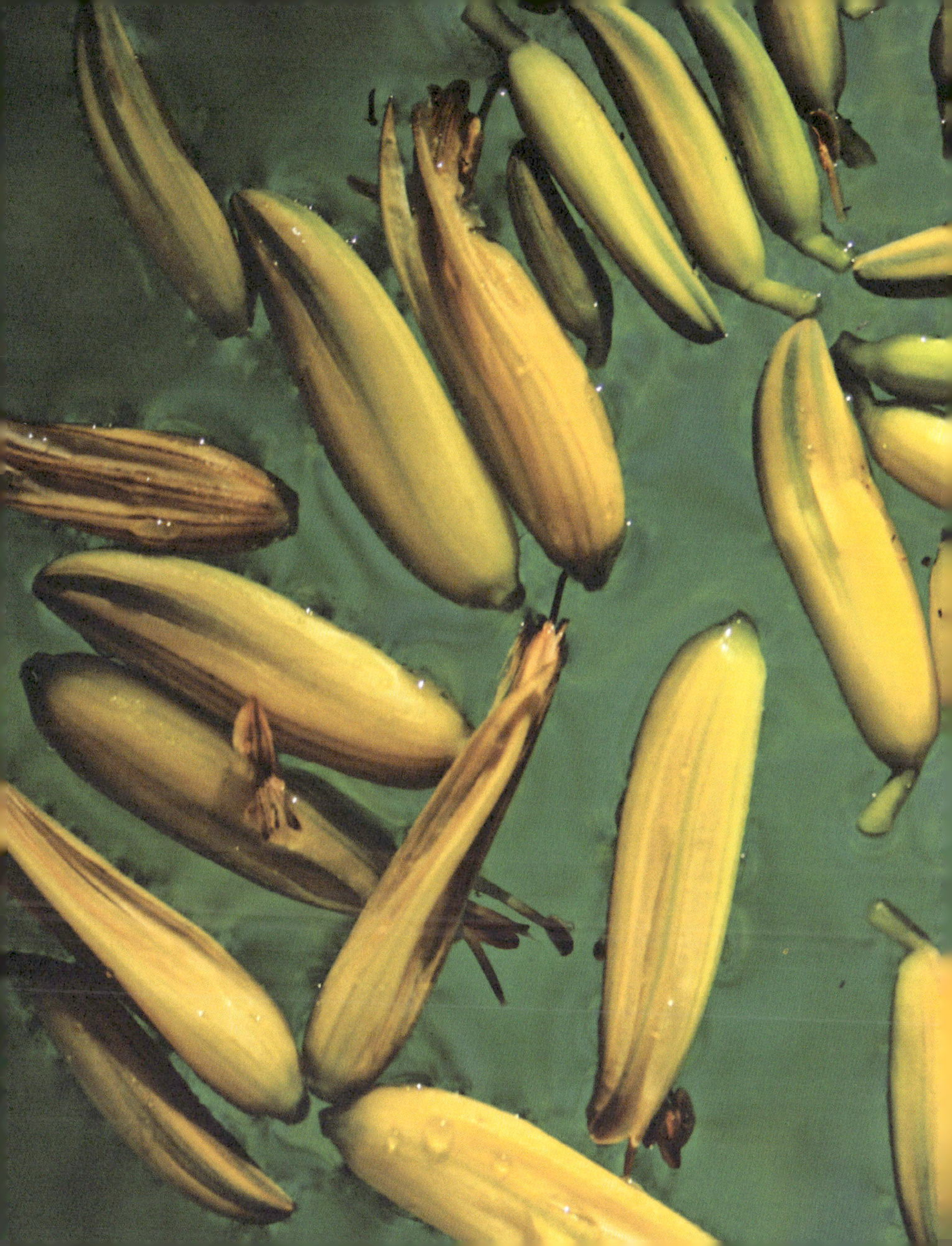

Aloe vera-Anwendungen von A – Z

Bevor wir zu den einzelnen Anwendungsbereichen kommen, sei hier vorweg betont, dass Aloe vera kein Allheilmittel ist. Und es gibt auch keine Wunder! Naturheilmittel können aber gerade wegen ihrer immunstärkenden Wirkung eine Therapie wirkungsvoll unterstützen. Auch wenn es nur zu wenigen Anwendungen wissenschaftliche Untersuchungen gibt, so gibt es doch viele empirische Erfahrungsberichte von der erfolgreichen innerlichen und äußerlichen Anwendung von Aloe-Präparaten. Probieren Sie es aus und denken Sie immer daran, dass es Ihrer Mithilfe bedarf, um wieder gesund zu werden oder gesund zu bleiben.

Abzess

Beim Abzess handelt es sich ganz allgemein um abgekapselte Eiteransammlungen im Körpergewebe. Nach außen gerichtete Abzesse sind weniger gefährlich und zeigen sich in der Regel als verhärtete, gerötete Schwellungen auf der Haut. In der Mitte befindet sich eine weiche Stelle, unter der der Eiterherd liegt. Ein Abzsess sieht zuerst aus wie ein normaler Pickel, schwillt aber schnell an und wird druckschmerzhaft. Da der Eiter infektiös ist, sollten Sie den Abzess ärztlich versorgen lassen und nicht selber drangehen. Die Gefahr einer Blutvergiftung ist groß.

Aloe vera-Anwendungen

- Mischen Sie 10 ml Aloe vera-Frischzellensaft mit 20 Tropfen Propolis

und 150 ml Honig zu einem Brei, den Sie dann als Auflage verwenden. Die Auflage muss alle 2–3 Stunden gewechselt werden.
- Zur Stabilisierung des Immunsystems trinken Sie täglich 2x 10 ml Aloe vera-Saft.

Zusätzliche Anwendungen
- Zur Unterstützung des Heilungsprozesses sollten Sie täglich 1 Gramm Gelée Royale einnehmen.
- Trinken Sie eine Woche lang einen Blutreinigungstee aus der Apotheke.

Aids

Der Aids-Virus ist u. a. deshalb so schwer zu fassen, weil er sich ständig verändert und seine Oberflächenstruktur wechselt. Aids-Viren schwächen das Immunsystem. Dadurch kommt es zu einer Vielzahl von Sekundärerkrankungen, darunter vor allem schweren Infektionen.
Deshalb ist bei Aids die Stabilisierung des Immunsystems besonders wichtig. Eine Injektionskur mit biogen stimulierter Aloe kann das Immunsystem wirkungsvoll unterstützen. Fragen Sie einen Arzt für Naturheilkunde.

Aloe vera-Anwendungen
- Auch mit Aloe vera-Saft kann die Abwehr gestärkt werden. Dazu sind täglich 100–200 ml Aloe vera-Saft nötig. Aloe-Behandlungen sind eine Ergänzung zur konventionellen Therapie.

Akne

Es gibt verschiedene Aknetypen, am verbreitetsten ist die Jugendakne. Sie tritt während der Pubertät auf, wenn die Keimdrüsen mit ihrer Funktion beginnen, und klingt nach der Normalisierung des Hormonsystems meistens wieder ab. Bei der Akne produzieren die Talgdrüsen zu viel Talg, der nicht schnell genug abfließen kann und so die Follikel verstopft. Keime siedeln sich an und es entstehen Entzündungen. Eine sanfte und gründliche Hautpflege ist deshalb unbedingt erforderlich.
Bei fast allen Akne-Geplagten ist auch die Darmfunktion gestört. Die Ausscheidung der Stoffwechselprodukte erfolgt deshalb teilweise über die Haut. Stoffwechselprodukte setzen sich in den Poren fest und verunreinigen die Haut zusätzlich. Aloe vera kurbelt den Stoffwechsel und die Verdauung an, so dass die Giftstoffe den Körper schneller verlassen können. Das hat zur Folge, dass auch die Zellen schneller regenerieren.

Aloe vera-Anwendungen

- Innerlich: Um eine Wirkung zu spüren, sollten zu Beginn täglich 30–40 ml Aloe vera-Saft getrunken werden. Nach 1–2 Wochen kann die Dosis auf 20–30 ml reduziert werden.
- Empfehlenswert ist auch das Trinken von 2–3 Glas Molke über den Tag verteilt. In die Molke können sie den Aloe vera-Saft und jeweils 5 Tropfen Propolis einrühren.
- Äußerlich: Bei der Aknehaut ist der natürliche Säureschutzmantel gestört. Der ph-Wert (normal leicht sauer zwischen 4 und 7) befindet sich im basischen Bereich und ist daher ein idealer Nährboden für

Keime. Nachdem Sie die Haut gründlich und schonend gereinigt haben, tragen Sie auf die betroffenen Stellen eine Mischung aus purem Aloe vera-Gel auf, in das Sie einige Tropfen reines Teebaumöl gemischt haben. Die Mischung ist keimtötend und verhindert so Entzündungen. Auf keinen Fall darf die Haut zu sehr ausgetrocknet werden, denn das veranlasst die Talgdrüsen zu erhöhter Produktion und verschlimmert auf die Dauer das Hautbild.

- Mit einem Gesichtswasser stabilisieren Sie den Säureschutzmantel. Mischen Sie dafür folgende Zutaten miteinander:

  100 ml abgekühlter Pfefferminztee
  2 TL Aloe vera-Saft
  5 Tropfen Teebaumöl
  5 ml kosmetischer Alkohol

Zusätzliche Anwendung

- Da Akne meistens auch mit einer Mangelerscheinung von Vitamin A und B verbunden ist, empfiehlt sich die tägliche Einnahme von 1 TL Pollen.
- Gestalten Sie Ihren Speiseplan möglichst fleisch- und fettarm.
- Meiden Sie Schokolade und andere Zuckerprodukte.
- Achten Sie auf regelmäßige Verdauung.
- Vermeiden Sie das verlockende Ausquetschen der Pickel. Waschen Sie Ihre Hände gründlich, bevor Sie die betroffenen Hautpartien berühren.

Allergien

Immer häufiger reagieren Personen, darunter auch immer mehr Kinder, auf Umweltfaktoren, die bei ihnen allergische Reaktionen auslösen. Grundsätzlich kann der menschliche Organismus auf alle Substanzen allergisch reagieren. Eine Allergie ist immer ein Zeichen für ein in die Irre geführtes Immunsystem, das eigentlich harmlose Substanzen als bedrohlich einstuft und sofort mit Antikörpern bekämpft. Zu den Symptomen gehört u.a. auch der sogenannte Heuschnupfen, aus dem sich in etwa jedem dritten Fall binnen zehn Jahren Asthma entwickelt. Bei Allergien ist oft auch die Darmflora gestört.

Die häufigsten Auslöser für Allergien sind Pollen, Schimmelpilze, Hausstaub, Tierhaare, bestimmte Nahrungsmittel, Insektengifte, Metalle, Chemikalien in Putzmitteln, Möbeln und Stoffen oder Duftstoffe in

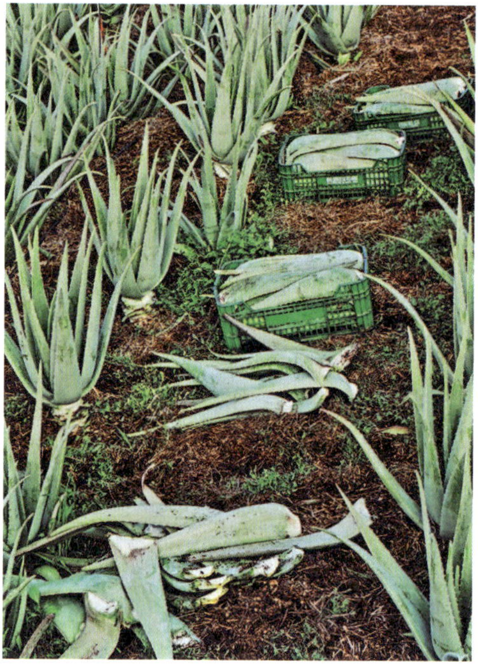

▲ *Die Pflanzen müssen mindestens 5 Jahre alt sein, bevor man das erste Mal ernten kann.*

Körperpflegeprodukten. Allergien sind nicht unabhängig von der seelischen Verfassung. Eine Abwehrschwäche des Körpers kann auch eine Abwehrschwäche der Psyche sein. Aloe vera stärkt das Immunsystem und wirkt äußerlich angewandt kühlend, abschwellend und entzündungshemmend.

Aloe vera-Anwendungen

- Innerlich: Zur Stärkung des Immunsystems trinken Sie täglich 20–30 ml Aloe vera-Frischzellensaft aus biologischem Anbau. Dies sollte eigentlich zur täglichen Gewohnheit werden, denn bei Allergien ist die Devise: Vorbeugen ist besser als Heilen!
- Äußerlich: Auf juckende Hautpartien streichen Sie pures Aloe vera-Gel direkt aus dem frischen Blatt oder aus der Tube auf. Diesen Vorgang können Sie so oft wiederholen, wie Sie möchten. Mischen Sie sich eine Aloe vera-Creme mit Nachtkerzenöl und verzichten Sie unbedingt auf Duftstoffe (Rezepte ab Seite 142).
- Feuchten Sie Wattepads mit Wasser an und träufeln sie dazu etwas Aloe vera-Saft. Dann legen Sie die Wattepads auf die geschwollenen Augenpartien.

Zusätzliche Anwendungen

- Lassen Sie testen, gegen welche Substanzen Sie allergisch reagieren und beachten Sie, dass es auch Kreuzallergien gibt. Wer beispielsweise gegen Haselsträucher allergisch ist, verträgt sehr oft auch keine Nüsse.
- Prüfen Sie Ihre Essgewohnheiten und testen Sie eventuell verdächtige Nahrungsmittel.

- Wer keine Antihistamine aus der Schulmedizin einnehmen möchte, findet inzwischen auch Alternativen in der Homöopathie oder der Naturheilkunde. Gute Erfolge verzeichnet auch die Bioresonanztherapie. Injektionen mit Schlangenenzymen sollen ebenfalls sehr wirksam sein.

Altersbeschwerden

Mit fortschreitendem Alter setzt ein allgemeiner Degenerationsprozess des Körpers ein. Die Antriebskraft lässt nach und die Wendigkeit des Körpers und des Geistes verringern sich. Die regelmäßige Einnahme des Aloe vera-Saftes steigert die regenerierenden Prozesse im Zentralnervensystem und erhöht dadurch die Antriebskraft. Darüber hinaus werden alle endokrinen Drüsen angeregt und somit der Degenerationsprozess verzögert.

Aloe vera-Anwendungen

- Innerlich: Nehmen Sie täglich 2x je 15 ml Aloe vera-Saft als Nahrungsergänzung zu sich.
- Äußerlich: Bei schmerzenden Körperteilen können Sie die betroffenen Stellen mit Aloe vera-Saft einreiben.

Zusätzliche Anwendungen:

- Zusätzlich zur Aloe vera-Anwendung können Sie von der Bienenapotheke sehr profitieren: Ab dem 55. Lebensjahr empfiehlt es sich, täglich etwas Gelée Royale und Honig zu sich zu nehmen. Mit 2–5 Tropfen

Propolis 1x pro Woche auf nüchternen Magen kann man sich vor Infektionen schützen.

- Regelmäßige ärztliche Gesundheitskontrollen sollten im Alter selbstverständlich sein. Dennoch sei gesagt, dass es bei kleineren Beschwerden nicht immer gleich der Chemiecocktail sein muss. Achten Sie auf eine gesunde, vollwertige Ernährung.
- Falls Sie Ballaststoffe nicht so gut vertragen, gleichen Sie das Defizit an Vitalstoffen mit Nahrungsergänzungsmitteln aus.
- Viele ältere Menschen haben keinen Durst. Achten Sie deshalb darauf, ausreichend (2–3 Liter) Flüssigkeit am Tag zu sich zu nehmen. Empfehlenswert sind Kräutertees und stilles Mineralwasser, aber auch ein leckerer Obst- oder Gemüsesaft tun gut.

Arthritis

Die Arthritis ist eine entzündliche Erkrankung der Gelenke, die oft chronisch verläuft und zur Polyarthritis, einer schweren Rheumaform, werden kann. Diese greift dann auch auf Knochen, Bänder und Knorpel über. Auch der modernen Medizin ist es nicht möglich, diese Krankheit zu heilen. Es kann nur schmerzlindernd auf sie eingewirkt werden.
Die Innenhaut der Gelenke wird vom Körper sehr schlecht versorgt, denn zu ihr führen keine Blutgefäße. Um die Gelenke zu ernähren und zu entgiften, ist es nötig, sie durch kräftige Muskelbewegungen in Schwung zu halten. Dadurch wird Blut herangepumpt und wieder abgesaugt. Gerade die ständige Bewegung fällt den Erkrankten aufgrund der starken Schmerzen aber sehr schwer. Aloe vera ist in der Lage, den Organismus

zu veranlassen, neue Gelenkschmiere zu bilden, so dass die Knochen nicht ständig aneinanderreiben.

Aloe vera-Anwendungen

- Trinken Sie täglich 2x10 ml Aloe vera-Saft, um die Gelenke zu entgiften, damit sich neue Gelenkschmiere bilden kann. Bei starken Entzündungsschüben verdoppeln Sie die Dosis.
- Die betroffenen Gelenke können Sie mit Aloe vera-Gel einreiben, in das Sie 3 Tropfen Teebaumöl und 6 Tropfen Lavendelöl einträufeln. Mehrmals täglich auftragen. Bewahren Sie das Aloe vera-Gel im Kühlschrank auf. Kaltes Aloe vera-Gel lässt die Gelenke schneller abschwellen.
- Folgende Massageöle zur äußerlichen Anwendung wirken lindernd und pflegend. Das Basisöl mischen Sie aus 50 ml Aloe vera-Öl und 5 ml Aloe vera-Gel. Da hinein träufeln Sie nach Wahl folgende ätherischen Öle:
  Zur Entgiftung:
  8 Tropfen Zitrone
  5 Tropfen Zypresse
  4 Tropfen Wacholder
  5 Tropfen Fenchel
  Zur Schmerzlinderung:
  8 Tropfen Lavendel
  3 Tropfen Teebaum
  5 Tropfen Kamille
  5 Tropfen Rosmarin
  3 Tropfen Benzoe

Zusätzliche Anwendungen

- Bei der Polyarthritis hat sich indischer Weihrauch, der unter der Bezeichnung H 15 in der Apotheke erhältlich ist, bewährt. Sprechen Sie Ihren Arzt darauf an, denn das Präparat ist verschreibungspflichtig, wird aber dennoch nicht von der Krankenkasse bezahlt.
- Je zivilisierter eine Kultur ist, umso öfter treten Erkrankungen auf, die durch ungesunde Kost verursacht werden. Fast alle rheumatischen Erkrankungen gehören dazu. Achten Sie auf eine Ernährung mit essentiellen Fettsäuren. Auch Heilfasten bringt Linderung der Beschwerden. Lassen Sie sich einen Ernährungsplan aufstellen.
- Bewegen Sie sich regelmäßig, damit die Gelenke nicht noch steifer werden.

Bindegewebsschwäche

Unser Bindegewebe dient dem Körper als Füll- und Stützgewebe. Es hat unterschiedliche Aufgaben, u. a. schützt und stützt es unsere Organe und umschließt Nerven und Gefäße. Die kollagenen Fasern im Bindegewebe liegen weit auseinander. Der Raum dazwischen ist mit der sogenannten interzellulären Substanz gefüllt. Je enger die kollagenen Fasern beieinanderliegen, um so stärker ist die Spannkraft. Liegen Sie weit auseinander, erschlafft die Haut und verhärtete kollagene Fasern plus Fettablagerungen werden als wellige Orangenhaut sichtbar. Auch Krampfadern sind die Folge einer Bindegewebsschwäche.

Heute weiß man, dass Vererbung bei Bindegewebsschwächen eine große Rolle spielt, aber auch andere Faktoren wie Überlastung, Fehlernährung,

Übergewicht und Ablagerung von Stoffwechselgiften können eine Bindegewebsschwäche auslösen. Frauen haben von Natur aus ein lockereres Bindegewebe als Männer, mit vielen Fettkammern, damit sich in der Schwangerschaft die Haut besser dehnen kann. Auch mit zunehmendem Alter lässt die Spannkraft der Haut nach. Leider gibt es bis heute keine Methode, die dagegen einen durchschlagenden Erfolg aufweisen kann. Die hautstraffende Eigenschaft der Aloe vera kann aber zur Verbesserung des Hautbildes beitragen.

Aloe vera-Anwendungen

- Folgende Anwendungen dienen sowohl zur Vorbeugung wie zur akuten Behandlung.
  Trinken Sie täglich 20 ml Aloe vera-Saft oder nehmen Sie stattdessen 2x täglich 1 Kapsel Aloe vera, um den Zellstoffwechsel anzuregen. Dadurch wird die Haut besser mit Nährstoffen versorgt.
- Mischen Sie 100 ml reines Aloe vera-Gel mit 30 ml Algenöl. In diese Mischung geben Sie folgende ätherischen Öle:
  1 ml Wacholderbeere
  30 Tropfen Zypresse
  10 Tropfen Lavendel
  20 Tropfen Citronella
  1 TL Vitamin E zur Pflege der Haut und zur Konservierung

Mit dieser Mischung regelmäßig morgens und abends die betroffenen Stellen gut massieren. Erste Erfolge zeigen sich frühestens nach vier Wochen. Wenn Sie vor dem Auftragen eine gründliche Bürstenmassage durchführen, kann die Haut die Wirkstoffe besser aufnehmen. Vor Gebrauch gut schütteln!

Zusätzliche Anwendungen

- Achten Sie auf eine ausgewogene, vollwertige Ernährung. Wenn Sie mit der täglichen Nahrung zu viel Salz aufnehmen, kommt es zu übermäßigen Wasseransammlungen im Gewebe.
- Außer zu Wasseransammlungen kann es auch zur Stauung der Lymphflüssigkeit kommen. In diesem Fall hilft Lymphdrainage.
- Durch kalt-warme Wechselduschen wird der Stoffwechselvorgang angeregt. Trainieren Sie Bauch, Beine und den Po.
- Silicea D12 ist das homöopathische Mittel zur Stärkung des Bindegewebes. Nehmen Sie 3x täglich 2 Tabletten über einen Zeitraum von 2 Monaten.

Blähungen

Blähungen entstehen durch Gase, die sich durch ein bakterielles Ungleichgewicht im Dickdarm bilden. Sie können starke, kolikartige Schmerzen hervorrufen. Es gibt viele Ursachen für Blähungen, dazu gehören schwer verdauliche Speisen, Ernährungsumstellungen oder aber eine geschädigte Darmflora nach der Einnahme von Antibiotika oder auch einer Pilzinfektion. Allerdings entstehen auch Blähungen, wenn die Sekretionen in Magen und Darm gestört sind und der Darminhalt zu lange im Darm verbleibt. Aloe vera regt den Stoffwechsel und die Darmperistaltik an.

Aloe vera-Anwendungen

- Bei akuten Blähungen trinken Sie zur Anregung der Darmperistaltik 20 ml Aloe vera-Saft.
- Wenn Sie häufiger zu Blähungen neigen, nehmen Sie Aloe vera täglich zur Vorbeugung.

Zusätzliche Anwendungen

- Trinken Sie mehrmals täglich einen Tee aus Kümmel, Pfefferminze und Fenchel. Verzichten Sie auf kohlensäurehaltige Getränke und blähende Speisen.
- Als homöopathisches Mittel können die Schüssler´schen Zellsalze Magnesium phosphoricum D6 und/oder Natrium sulforicum D6 helfen.
- Essen Sie lieber mehrmals kleinere Portionen über den Tag verteilt als 2–3 große Portionen.
- Lassen Sie vom Arzt abklären, ob Magen und Gallenblase in Ordnung sind.

Blasenentzündung / Nierenprobleme

Akute Blasen- und Nierenbeschwerden gehören unbedingt in die Hand des Urologen! Sie können aber mit Aloe vera die Behandlung enorm unterstützen. Besonders bei gestörter Nierenfunktion aktivieren sowohl Aloe vera-Saft als auch die Aloe-Blütenessenz die Ausscheidung. Aloe vera entschlackt den Körper und Schadstoffe werden schneller abtransportiert.

▸ *Die Blattränder der Aloe vera haben scharfe Stacheln.*

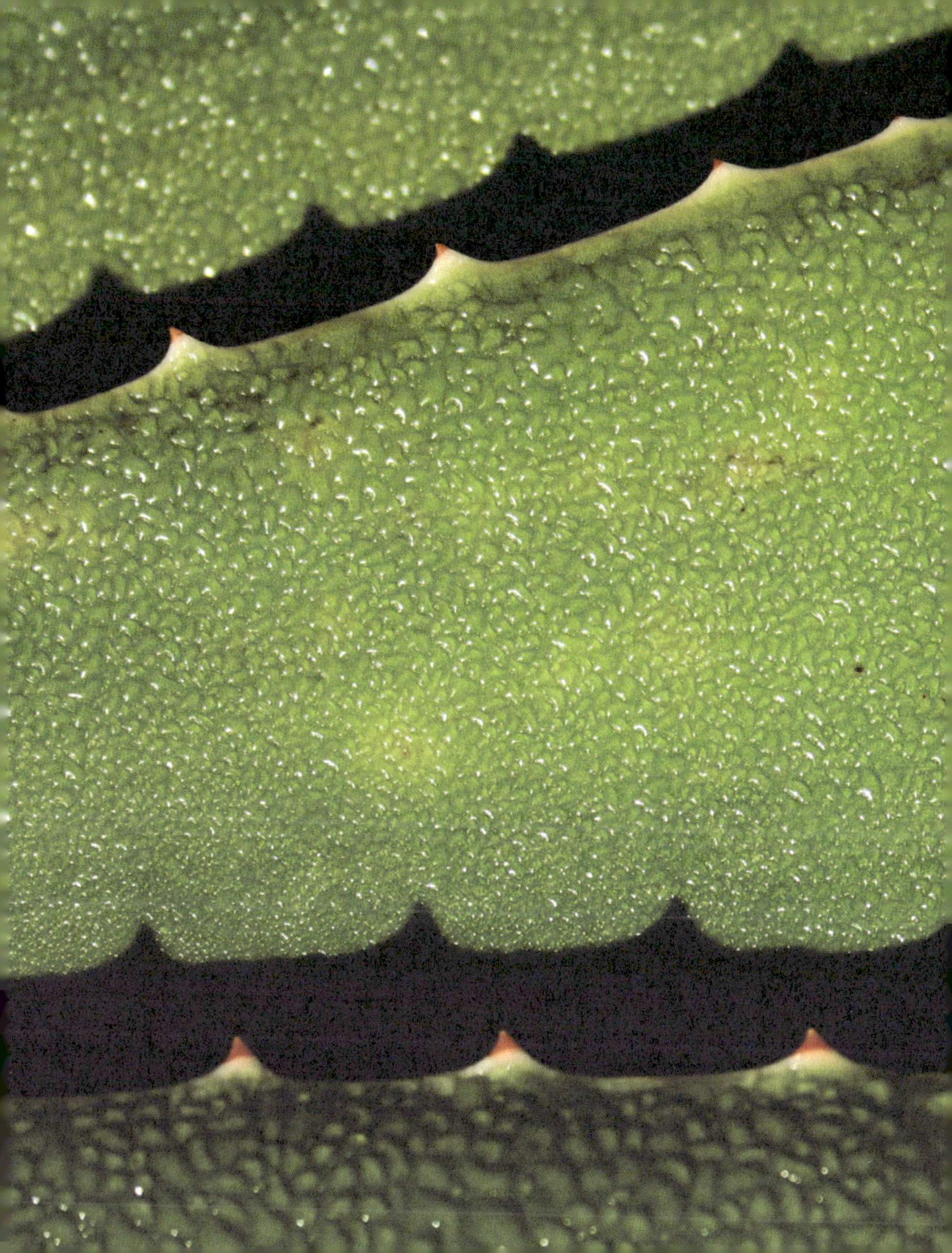

Aloe vera-Anwendungen

- Bei akuten Beschwerden nehmen Sie 3x täglich je 20 ml Aloe vera-Saft zu sich.

Zusätzliche Anwendungen

- Trinken Sie mehrmals täglich einen Becher Nieren- und Blasentee, z. B. Bärentraubenblättertee.
- Bachblüte: Star of Bethlehem

Blutarmut

Häufige Symptome der Blutarmut sind allgemeine Müdigkeit und eine reduzierte körperliche Leistungsfähigkeit, Herzklopfen bei Belastung, Blässe, Kopfschmerzen und gelegentliche Schwindelattacken. Es gibt vor allem drei Gründe: 1. der Körper bildet zu wenig rote Blutkörperchen oder er baut 2. die roten Blutkörperchen vermehrt ab oder 3. er verliert Blut, z. B. durch eine Blutung im Magen-Darm-Trakt. Wenn Ihr Arzt ein Blutbild macht, kann er sehen, ob eine Blutarmut vorliegt, die Ursache suchen und Sie entsprechend behandeln. Aloe vera verfügt über zahlreiche Inhaltsstoffe, die für die Blutbildung unerlässlich sind. Durch die regelmäßige Einnahme von Aloe vera-Saft können Sie deshalb den Blutbildungsprozess im Knochenmark unterstützen.

Aloe vera-Anwendungen

- Beginnen Sie mit einer Anfangsdosis von 2x täglich je 25 ml Aloe vera-Saft. Steigern Sie die Dosis allmählich auf 3x täglich je 20 ml.

Candida albicans

Candida albicans ist eine Pilzerkrankung, die in den letzten zwei Jahrzehnten immer häufiger auftritt. Ursache ist eine Übersäuerung des Körpers und ein dadurch ein gestörtes Darmmilieu. Grund für die Übersäuerung ist meist dauerhafte Fehlernährung. Aber auch Antibiotikabehandlungen können die Darmflora so beeinflussen, dass die Candida-Pilze, die auch in der gesunden Darmflora vorkommen, überhand nehmen. Eine gesunde Darmflora ist aber entscheidend für einen gesunden Organismus.
Ist die natürliche Abwehrfunktion des Darms gestört, belasten Giftstoffe den Körper und Energieblockaden machen sich im gesamten Organismus bemerkbar. Gerade eine Ernährung mit Zucker und Weißmehl lässt die Candida wachsen und gedeihen. Um dem Pilz die Lebensgrundlage zu entziehen, ist es deshalb nötig, eine »Pilzdiät« durchzuführen, um das Darmmilieu wieder in ein gesundes Gleichgewicht zu bringen.
Aloe vera kann viel zur Beseitigung der schädigenden Candida-Pilze beitragen. Die im Aloe vera-Saft enthaltenen Saponine wirken reinigend auf Darm und Arterien. Die Fettsäure ß-Sistosterin entgiftet die Leber. Acemanan, der Hauptwirkstoff der Aloe vera, hat entzündungshemmende, antivirale Eigenschaften, wirkt immunstärkend und entgiftend.

Aloe vera-Anwendungen

- Zu jeder Antibiotikabehandlung sollte gleichzeitig eine erhöhte Dosis Aloe vera-Saft eingenommen werden. Verteilen Sie täglich 100 ml auf 3 Portionen.

- Diese Dosis gilt auch für den akuten Pilzbefall. Aloe vera hilft der Darmflora, sich schneller zu regenerieren. Da sich auch im Stuhl Darmpilze befinden, können Sie ins Rektum ein Stück Aloe vera-Blattgel einführen.
- Wenn Sie 100 ml Aloe vera-Saft mit 6 Tabletten Spirulina Algen einnehmen, führen Sie den Darm in den basischen Bereich und entziehen damit den Pilzen ihre Lebensgrundlage.

Zusätzliche Anwendungen

- Unbedingt zum Arzt. Halten Sie sich streng an die Pilzdiät. Besonders zuckerhaltige Lebensmittel sind unter allen Umständen zu meiden. Meiden Sie helle Mehlsorten. Nach der Pilzdiät sollten Sie ihre Nahrung auf Vollwertkost umstellen und darauf achten, den Darm nicht mehr zu übersäuern.
- In letzter Zeit setzt sich immer mehr die Behandlung mit kolloidalem Silberwasser durch. Fragen Sie in der Apotheke danach.

Chronisch entzündliche Darmerkrankungen

Bei diesen Erkrankungen handelt es sich um wiederkehrende Entzündungen im Darm und man beschreibt damit sowohl die Colitis ulcerosa als auch den Morbus Crohn. Bei der Colitis ulcerosa handelt es sich um eine Entzündung des Dickdarms, die meistens schubweise verläuft. Häufig kommt es dabei zur Bildung von Geschwüren. Beim Morbus Crohn hingegen können im schlimmsten Fall Entzündungen im gesamten Darmtrakt auftreten. Zu den Symptomen gehören neben starken

Durchfällen und Gewichtsverlust auch oft äußerst schmerzhafte Bauchkrämpfe.

Die Schulmedizin behandelt die Entzündungen vor allem mit Cortison und Sulfonamiden. Leider wird durch diese Maßnahme die allgemeine Abwehrfunktion des Körpers erheblich beeinträchtigt. Gerade hier hat sich die Aloe vera als hilfreiche Unterstützung zur Verbesserung des Allgemeinbefindens hervorragend bewährt. Viele Kranke vertragen kein Obst oder blähendes Gemüse. Um trotzdem die Versorgung mit wichtigen Mineralien, Vitaminen und Spurenelementen sicherzustellen, ist es unbedingt erforderlich, andere Möglichkeiten zu finden, um dem Körper diese lebensnotwendigen Stoffe zuzuführen.

Aloe vera-Anwendungen

- Ein entzündeter Darm kann auf alles sehr empfindlich reagieren, deshalb ist es ratsam, vorsichtig mit neuen Anwendungen zu beginnen. Gerade Aloe vera wirkt ja zunächst verdauungsfördernd und entschlackt den Darm. Danach normalisiert sich der Stuhl und die Darmflora kann sich neu aufbauen.
  Anfangsdosis: 10 ml Aloe vera-Saft pro Tag oder eine Kapsel Aloe vera-Trockenextrakt. Wenn Sie das Gefühl haben, dass sich Ihr Darm normalisiert, steigern Sie die Dosis auf 2x 10 ml Aloe vera-Saft oder 2x eine Kapsel Aloe vera.
- Da Aloe vera keine Nebenwirkungen verursacht, können Sie es so lange anwenden, wie Sie möchten. Nach etwa 3 Wochen werden Sie feststellen, dass Sie erheblich vitaler sind, und mit ziemlicher Wahrscheinlichkeit haben sich auch Ihre Laborwerte verbessert.

Zusätzliche Anwendungen

- In den letzten Jahren haben Mediziner sehr gute entzündungshemmende und durchfallreduzierende Erfolge mit dem Weihrauchpräparat H15 gemacht. Leider ist dieses Mittel vielen Ärzten noch unbekannt und wird somit nicht verordnet. Das Mittel ist zwar verschreibungspflichtig, wird von den Kassen aber nicht bezahlt.
- Häufig treten bei den chronisch entzündlichen Darmerkrankungen auch Fettresorptionsstörungen auf, die sogenannte »Fettstühle« zur

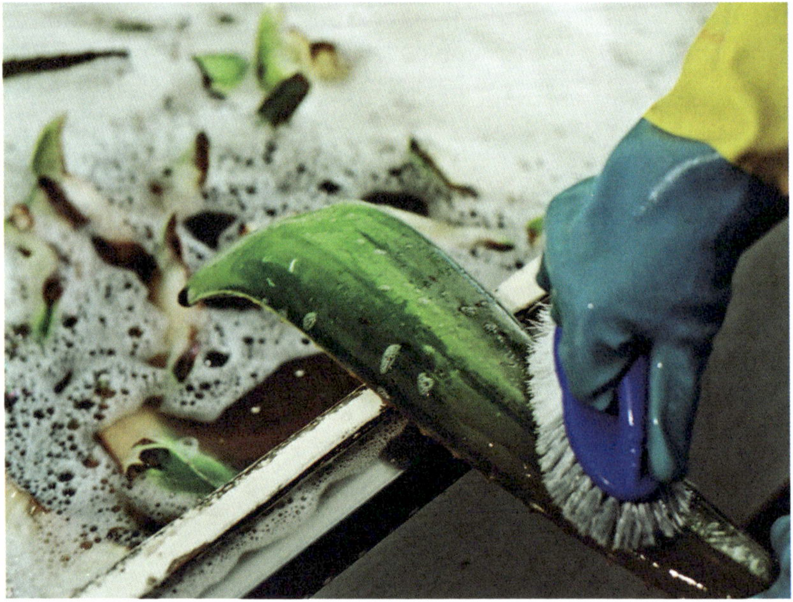

▲ *Vor der Weiterverarbeitung werden die Blätter gründlich gewaschen.*

Folge haben. Deshalb ist es wichtig, gesättigte Fette zu meiden, denn diese werden unverdaut wieder ausgeschieden.

- Lassen Sie sich ein für Sie passendes Ernährungsprogramm ausarbeiten. Trinken Sie darmstärkende Kräutertees. Vermeiden Sie kohlensäurehaltige Getränke. Widerstehen Sie der Versuchung von Genussgiften.
- Lassen Sie testen, ob eine Lactose-Unverträglichkeit besteht, denn das kann zu Gärungsprozessen im Darm und zu unangenehmen Blähungen führen.
- Bei Darmerkrankungen ist es besonders wichtig, nach seelischen Ursachen zu suchen. Man kann immer wieder beobachten, dass Menschen mit schwacher Darmabwehr auch im Alltag Schwierigkeiten haben, mal »Nein« zu sagen und ihre eigenen Bedürfnisse zu formulieren.

Durchfall

Von gelegentlichen Darmstörungen ist jeder irgendwann einmal betroffen. Meist ist es Durchfall, der den Darm in Mitleidenschaft zieht. Hier wirkt Aloe vera sehr schnell als Regulativ. Plötzlich auftretender Durchfall ist eine Möglichkeit des Körpers, sich schnell von Giftstoffen zu befreien. In den meisten Fällen liegt eine Virusinfektion vor, aber auch bakterielle Lebensmittelvergiftungen sind häufig. Pilzbefall verursacht ebenfalls Störungen im Darm.
Da die Aloe vera zunächst den Darm entgiftet, kann dann die regenerierende Wirkung auf die Darmflora einsetzen und den Stuhl normalisieren.

Aloe vera-Anwendungen

- Trinken Sie 3x täglich 10 ml Aloe vera-Saft. Seien Sie nicht beunruhigt, wenn sich möglicherweise der Durchfall im ersten Moment noch verstärkt.

Zusätzliche Anwendungen

- Trinken Sie täglich mindestens 2–3 Liter stilles Wasser und Kräutertees. Damit kann der Organismus Giftstoffe schneller ausscheiden. Belasten Sie den Darm nicht durch schwere Speisen.
- Für einen wirksamen Tee mischen Sie folgende Zutaten:
  Übergießen Sie jeweils 5 Gramm Wermutblätter, Anis, Kümmel und Salbei mit 1 Liter Wasser. 8–10 Minuten ziehen lassen. Reichlich mit Honig süßen. Diesen Sud trinken Sie in großen Schlucken. Dieser Tee darf nur tagsüber angewandt werden, da er in Ruhe genau das Gegenteil – nämlich Durchfall – bewirkt!

Erkältungen / Grippale Infekte

Bei einer Erkältung handelt es sich um eine Virusinfektion der Hals-, Nasen- und Bronchialschleimhäute, die durch Tröpfchen übertragen wird. Menschen, die mit vielen anderen Menschen Kontakt haben, erkälten sich leicht. Aber auch Menschen mit geschwächtem Immunsystem neigen bei jeder Erkältungswelle dazu, sich anzustecken. Auch Stress schwächt die Abwehr und erhöht die Infektionsgefahr. Mit Aloe vera stärken Sie Ihr Immunsystem und können vorbeugen.

Aloe vera-Anwendungen

- Wer zu ständigen Erkältungsattacken neigt, sollte regelmäßig Aloe vera-Saft zu sich nehmen. Eine Tagesdosis von 10–15 ml stärkt den Organismus. Im akuten Fall nehmen Sie bis zu 3x 20 ml Aloe vera-Saft zu sich. Damit sich Ihr Immunsystem auch nach Abklingen der Symptome vollständig regenerieren kann, sollten Sie die Behandlung mit täglich 2x 10 ml Aloe vera-Saft noch eine Weile weiterführen.

Zusätzliche Anwendungen

- Hilfreich sind Tees, die Sie mit Honig süßen und denen Sie Propolis zusetzen.
  Rezept: je 15 g Spitzwegerich, Zinnkraut, Wermut und 2 g Arnika mit 2 Litern Wasser übergießen und 8–10 Minuten ziehen lassen. In diesen Sud geben Sie 15 Tropfen Propolis. Über den Tag verteilt trinken.
- Um die Nase freizuhalten, spülen Sie ihre Nase mit Salzwasser.
- In die Duftlampe geben Sie zum Verdunsten Pfefferminz-, Teebaum- und Eukalyptusöl.
- Auch kolloidales Silberwasser setzt die Viren in kurzer Zeit außer Gefecht. Fragen Sie in der Apotheke danach.

Haar- und Kopfhautprobleme

Umweltgifte, falsche Pflege, häufige chemische Haarbehandlungen und Mangel an Vitalnahrung sind oft Auslöser für Haar- und Kopfhautprobleme. In einigen Fällen sind auch erbliche Ursachen verantwortlich dafür, dass unsere Haare schlapp und glanzlos sind oder sogar ausfallen.

Viele Produkte auf dem Markt halten nicht immer das, was sie versprechen, besonders beim Haarausfall. Um die Vitalität der Haare und der Kopfhaut wieder herzustellen, ist es wichtig, dem Organismus bioaktive Substanzen zuzuführen. Die Behandlung mit Aloe vera ist deshalb einen Versuch wert.

Aloe vera-Anwendungen

- Innerlich: Machen Sie eine Trinkkur mit einer Tagesdosis von 2x 25 ml Aloe vera-Saft über 3 Monate.
- Äußerlich: Abends einige Tropfen Aloe vera-Saft mit einer Pipette auf die Kopfhaut träufeln und leicht einmassieren. Die Wirkung ist spürbarer, wenn die Aloe vera-Behandlungen gleichzeitig innerlich und äußerlich erfolgen. Allerdings wird etwas Geduld erforderlich sein.
- Mischen Sie sich ein Haaröl:
  10 g Weizenkeimöl, 2 g Kalmuswurzel, 5 g Kapuzinerkresse, 12 g Klette, 10 ml Aloe vera-Saft und 5 Tropfen Propolis. Das regt die Durchblutung an und stimuliert den Haarwuchs.

Zusätzliche Anwendungen

- Zur Stärkung der Vitalität können Sie die Aloe vera-Anwendung mit der Heilkraft aus der Bienenapotheke unterstützen. Nehmen Sie regelmäßig Gelée Royale, Pollen und Ginsengwurzel mit Honig.
- Sinnvoll ist auch die Unterstützung mit den Schüssler'schen Zellsalzen Silicea D 12, Calcium phosphoricum D 6 und Kalium phosphoricum D 6.

Hämorrhoiden

Alle körperlichen Beschwerden unterhalb der Gürtellinie werden gern ignoriert. Zum Arzt gehen die Betroffenen erst, wenn Sie selbst schon vieles ausprobiert haben, aber nichts geholfen hat. Hämorrhoiden gehören zu dieser Sorte Erkrankungen. Sie werden zunächst von den Betroffenen nicht so ernst genommen. Oft geht man erst zum Arzt, wenn zu den Blutungen, dem quälenden Juckreiz und den schleimigen Absonderungen auch starke Schmerzen kommen. Menschen, die unter Verstopfung leiden, neigen besonders zu dieser Knötchenbildung. Aber auch Übergewicht, Alkoholmissbrauch, falsche Ernährung, angeborene Schwäche der Blutgefäßwände oder vorwiegend sitzende Tätigkeiten können die Ursachen für Hämorrhoiden sein.

Aloe vera-Anwendungen

- Trinken Sie regelmäßig 20–30 ml Aloe vera-Saft pro Tag. Damit sorgen Sie für eine weiche, gleitende Verdauung.
- Führen Sie gekühlte Aloe vera-Gelstücke ins Rectum ein. Das wirkt entzündungshemmend, juckreizlindernd und abschwellend. Nach jeder Reinigung oder nach dem Stuhlgang tragen Sie sofort Aloe vera-Gel auf.
- Benutzen Sie weiches Toilettenpapier, auf das Sie einige Tropfen Aloe vera-Saft oder -Gel auftragen.
- Machen Sie eine zweiwöchige Sitzbadkur mit einem Sud aus Heublumen mit 30 Tropfen Propolis und 1 EL Aloe vera-Saft. Diese Mischung bringt die Knötchen zum Schrumpfen.

Zusätzliche Anwendungen

- Vermeiden Sie starkes Pressen beim Stuhlgang.

Herzerkrankungen

Es gibt eine Vielzahl von Herzerkrankungen. Es ist sicher, dass Stress und ungesunde Ernährung in vielen Fällen zu Herzproblemen beitragen. In der Aloe vera sind zahlreiche Stoffe, die ausgleichend auf den Stoffwechsel wirken, für die Elastizität der Blutgefäße sorgen und als Antioxidantien gefäßschädigenden freien Radikalen entgegentreten können. Es gibt Erfahrungsberichte, dass durch die längere Einnahme einer höheren Dosis von Aloe vera-Saft auch Angina pectoris-Anfälle positiv beeinflusst werden konnten.

Aloe vera-Anwendungen

- Raucher und Menschen, die wenig Obst und Gemüse zu sich nehmen, sollten zur Vorbeugung eine tägliche Dosis von 3x 20 ml Aloe vera-Saft trinken.
- Wer schon Herzprobleme hat, benötigt eine Zeitlang eine tägliche Dosis von 3x 30 ml Aloe vera-Saft.

Vorsicht! Herzmedikamente und Aloe vera nie gleichzeitig nehmen.

Zusätzliche Anwendungen

- Überprüfen Sie Ihre Ess- und Lebensgewohnheiten. Gerade bei Herzproblemen spielt die ganzheitliche Sicht des Lebens eine wichtige Rolle. Nehmen sie sich Zeit für Ihre Bedürfnisse.

- Tees aus Weißdorn und Mistel stärken die Herzfunktion.
- Bewegen Sie sich regelmäßig!

Insektenstiche

Alle Jahre wieder kommen die Plagegeister. Manche Menschen scheinen die stechenden Insekten geradezu anzuziehen. Der Juckreiz der Stiche ist zwar lästig, aber eher harmlos. Allerdings ist die Zahl der Allergiker gegen Insektenstiche im Steigen begriffen. Neben starken Rötungen und Schwellungen stellen sich auch ernsthafte Entzündungen ein. Schon die Naturvölker rieben sich auf ihren langen Wanderungen vorbeugend mit Aloe vera-Gel ein, um die schwirrenden, angriffslustigen Tiere zu vertreiben. Die Aloe vera enthält einen bestimmten Geruch, der auf Insekten abstoßend wirkt.

Aloe vera-Anwendungen

- Reiben Sie freie Hautstellen mit Aloe vera-Gel ein. Wenn möglich, mit dem frischen Blattgel.
- Geben Sie sofort Aloe vera-Gel auf die Insektenstiche. Das wirkt kühlend und lindert den Juckreiz. Wiederholen Sie die Anwendung so häufig Sie mögen. Die Wirkung lässt sich noch verstärken, indem Sie das Aloe vera-Gel im Kühlschrank lagern und vor der Anwendung dem Gel 3 Tropfen Teebaum- und/oder Lavendelöl beimischen.
- Sie können auch Umschläge mit Aloe vera-Saft anlegen, dann bleibt die erfrischende Wirkung länger erhalten.

Zusätzliche Anwendungen

- Verwenden Sie unparfümierte Körpermilch. Wenn Sie auf einen leichten Duft nicht verzichten wollen, beschränken Sie sich auf Citronella und Lavendel.
- Überlegen Sie, ob dünne Kleidung, die die freien Hautpartien abdeckt, nicht angenehmer ist als juckende Stiche.
- Als Raumduft empfiehlt sich das echte ätherische Öl der Grünen Tomate. Den Duft meiden die Blutsauger wie die Vampire den Knoblauch.
- Auch wenn es noch so schwer fällt: Beherrschen Sie Ihren Drang, an den juckenden Stichen zu kratzen. Die kleinen offenen Wunden können sich sehr leicht entzünden.

Kinder und Aloe vera

Die äußere Anwendung von Aloe vera kann schon bei Babys erfolgen (siehe z. B. Windeldermatitis). Anstelle chemisch hergestellter Cremes und Salben, die bei immer mehr Kindern schon früh Allergien oder Unverträglichkeiten hervorrufen, bevorzugen immer mehr Eltern natürliche Produkte. Ideal ist das Aloe vera-Gel zur Behandlung von Schürfwunden, Prellungen und anderen Verletzungen, die sich Kinder bei Spiel und Sport leicht zuziehen können.

Ab dem 3. Lebensjahr können sie vorsichtig den Aloe vera-Saft auch zur Behandlung anderer Erkrankungen einsetzen. Die innere Anwendung mit Aloe vera sollte zunächst schwach dosiert (3–4 x täglich 1 TL Aloe vera-Saft) erfolgen, schon allein, um den Darm nicht zu sehr zu aktivieren.

Hinweis:
Gerade bei Kindern ist es wichtig darauf zu achten, dass der Saft definitiv kein Aloin enthält! Deshalb nur gekauften Aloe vera-Saft nehmen. Im Zweifelsfall verzichten Sie lieber!

Krebs

Da Erkrankungen wie Krebs und AIDS sich nur schwer therapieren lassen, ist es nicht verwunderlich, dass Betroffene auch außerhalb der Schulmedizin nach Behandlungsmöglichkeiten suchen. Die meisten modernen Therapien sind mit starken Nebenwirkungen verbunden und schwächen auch das gesamte Immunsystem.
Deshalb muss neben den notwendigen schulmedizinischen Maßnahmen unbedingt eine Stabilisierung des Immunsystems erfolgen. Hierbei kann Aloe vera unterstützen. In den USA gibt es Berichte über die positive Wirkung von Aloe vera bei Krebspatienten. Es hat sich gezeigt, dass Aloe vera-Saft in der Lage ist, die antikörperbildenden T-Zellen zu vermehren, denn die Knochenmarkfunktion wird angeregt. Wunderheilungen dürfen Sie nicht erwarten. Vor solchen Versprechen kann ich nur warnen. Was ich allerdings für genauso unverzeihlich halte, ist, auf naturheilkundliche Begleittherapien zu verzichten!

Aloe vera-Anwendungen

- Sobald die Diagnose Krebs gestellt wurde, empfiehlt sich eine Aloe vera-Behandlung zur Stärkung des Immunsystems. Eine tägliche Dosis von 100–200 ml Aloe vera-Saft ist hier nötig.

- Auch die Therapie mit biogen stimulierter Aloe kann viel bewirken. Wenden Sie sich an einen naturheilkundigen Arzt!

Neurodermitis

Neurodermitis ist eine Erkrankung der Haut. Die wichtigsten Symptome sind rote, schuppende, manchmal auch nässende Ekzeme auf der Haut und ein oft quälender Juckreiz. Man kann die Neurodermitis behandeln, aber nicht heilen. Als Ursache der Erkrankung gilt heute das Zusammenkommen von genetischen Faktoren mit Umwelteinflüssen, wie z. B. Allergien. Aber auch die Psyche spielt eine wichtige Rolle. Das heißt, Neurodermitis macht einen ganzheitlichen Therapieansatz notwendig.
Auch Aloe vera kann Neurodermitis nicht heilen, aber die besonders unangenehmen Begleiterscheinungen, wie z. B. den Juckreiz, können Anwendungen mit Aloe lindern.

Aloe vera-Anwendungen

- Innerlich: Zur Stabilisierung des Immunsystems sollten Sie täglich Aloe vera-Saft trinken. Um den Organismus vorsichtig daran zu gewöhnen, beginnen Sie mit einer Dosis von 10 ml pro Tag. Wenn Ihnen die Behandlung bekommt, steigern Sie die Dosis auf 30–40 ml über den Tag verteilt.
- Äußerlich: Behandeln Sie die Ekzeme mit Aloe vera-Frischblatt oder betupfen Sie mehrmals täglich die Stellen mit Aloe vera-Saft. Stellen Sie sich unparfümierte Hautpflegeprodukte mit Aloe vera und Nachtkerzenöl her (Rezepte ab Seite 142).

Zusätzliche Anwendungen

- Bäder mit Salz aus dem Toten Meer lösen schuppige Stellen und machen die Haut weich.
- Meiden Sie grundsätzlich Alkohol, Nikotin, Zuckerprodukte und Zitrusfrüchte.
- Lassen Sie vom Arzt testen, ob Sie bestimmte Nahrungsmittel nicht vertragen

Schuppenflechte

Schuppenflechte oder Psoriasis ist eine erbliche, nicht ansteckende Hauterkrankung. Wenn die Krankheit ausbricht, kommen in den meisten Fällen zu der genetischen Belastung auch noch weitere Faktoren wie z. B. Stress oder die Einnahme bestimmter Medikamente dazu. Auch die Psyche kann eine Rolle spielen. Den Betroffenen machen der Juckreiz und das rote, schuppende – oft abstoßende – Hautbild am meisten zu schaffen. Psoriasis hat nachweislich nichts mit mangelnder Hygiene zu tun. Wie schon bei der Neurodermitis kann Aloe vera nicht heilen, aber den Juckreiz können Anwendungen mit Aloe lindern.

Aloe vera-Anwendungen

- Innerlich: Um die Immunabwehr zu stärken und die Zellen zu regenerieren, sollten Sie regelmäßig über einen längeren Zeitraum täglich etwa 40–50 ml Aloe vera-Saft trinken.
- Äußerlich: Tragen Sie Aloe vera-Gel pur auf die Haut auf. Das lindert den Juckreiz und spendet der Haut Feuchtigkeit. Die Schleimstoffe

ziehen die Haut etwas zusammen, so dass es angebracht ist, anschließend eine Aloe vera-Harnstoffcreme aufzutragen. Harnstoffcreme erhalten Sie in der Apotheke oder im Reformhaus. Wenn Sie eine Portion entnehmen, mischen Sie etwas Aloe vera-Gel dazu.

- Auf die befallene Kopfhaut träufeln Sie mit einer Pipette etwas Aloe vera-Saft und massieren ihn sanft ein.

Zusätzliche Anwendungen

- Bäder mit Salz aus dem Toten Meer lösen die Schuppen und machen die Haut weich.
- Versuchen Sie nicht, die Schuppenflechte auszutrocknen. Dadurch verschlimmert sich das Hautbild.

Sonnenbrand

Leider gibt es immer noch Menschen, die für eine vermeintlich schönere Haut alle Warnungen in den Wind schlagen und sich stundenlang in der Sonne brutzeln lassen. Abgesehen davon, dass sich die Haut irgendwann dafür rächt und diese Person ziemlich alt aussehen lässt, ist das Hautkrebsrisiko durch das immer größer werdende Ozonloch gestiegen. Nehmen Sie einen starken Sonnenbrand bitte nicht auf die leichte Schulter!

Aloe vera-Anwendungen

- Bei leichten Verbrennungen tragen Sie Aloe vera-Gel dick auf die betroffenen Stellen auf. Wiederholen Sie die Anwendung so oft wie nötig.

- Bei starken Verbrennungen kann Aloe vera als Erste Hilfe-Maßnahme angewendet werden, aber danach sollte sich ein Arzt die Verbrennungen anschauen. Möglicherweise kann es zu Narbenbildung kommen. Hier ist Aloe vera von unschätzbarem Wert. Regelmäßig aufgetragen, hält Aloe vera-Gel die Haut geschmeidig und regeneriert die Zellen.

Zusätzliche Anwendungen

- Öffnen Sie auf keinen Fall vorhandene Brandblasen.
- Hellhäutige Menschen können etwas vorbräunen, indem sie sich aus der Apotheke ein Beta Carotin-Präparat empfehlen lassen. Es dauert ca. 3 Wochen, bis eine Hauttönung erfolgt.

Stoffwechselstörungen

Wenn wir Nahrung aufnehmen, beginnt bereits im Mund beim Kauen ein Prozess, den wir Stoffwechsel nennen. Dazu gehört das Aufspalten von Nahrungsmitteln in Stoffe, die der Körper braucht und deshalb aufnimmt, und andere, die wieder ausgeschieden werden, weil sie entweder giftig oder für den Körper unbrauchbar sind. Die Leber ist das zentrale Stoffwechselorgan des menschlichen Körpers. Hier findet der Hauptentgiftungsprozess statt. Ist die Leber überlastet, steht ihr nicht mehr genügend Energie zur Verfügung, um Giftstoffe abzubauen. Nur eine Blutuntersuchung kann Auskunft darüber geben, ob eine Leberschwäche vorliegt, denn die Leber wird nicht von Nervensträngen durchzogen und verursacht deshalb keine Schmerzen. Nur wenn die Kapsel anschwillt, in der die Leber liegt, macht sich ein Druckgefühl bemerkbar.

Aloe vera-Anwendungen

- Um den Entgiftungsprozess voranzutreiben, sollte eine Tagesdosis von 3x 25 ml Aloe vera-Saft getrunken werden. Nach 4 Wochen kann die Dosis auf 2x täglich 20 ml reduziert werden.
- Wenn Sie vorher noch keinen Aloe vera-Saft getrunken haben, beginnen Sie langsam mit der Einnahme, 1x 20 ml am Tag. Nach 3 Tagen steigern Sie auf 30 ml. Nach weiteren 2 Tagen können Sie die vorgeschlagene volle Dosis nehmen, vorausgesetzt, Sie haben den Saft gut vertragen.

Zusätzliche Anwendungen

- Um Giftstoffe schnell aus dem Körper auszuscheiden, empfiehlt es sich, viel Mineralwasser oder leberstärkende Tees aus der Apotheke zu trinken.
- Zur Unterstützung dieses Prozesses können Sie auch die Bachblüte Crab Apple nutzen: 3–5x täglich 5–8 Tropfen in Wasser oder unter die Zunge geben.

Strahlenschäden

Es dürfte inzwischen allgemein bekannt sein, dass übermäßige Strahlenbelastungen den Organismus erheblich schädigen. Wer Krebspatienten kennt, weiß, wie strapaziös diese Behandlungen für das Gewebe und das Immunsystem sind. Der New Yorker Professor Eric Block bewies in klinischen Versuchen, dass die Behandlung bei Strahlenschäden mit Aloe vera die Zellerneuerung und die Heilung des Gewebes schneller vorantreibt als andere Substanzen. Aloe vera ist in der Lage, tiefer in die Zellschichten vorzudringen, als es anderen Wirkstoffen möglich ist. Dr. Wolfgang Wirth berichtet sehr eindrucksvoll von den Heilerfolgen der biogen stimulierten Aloe bei Strahlenschäden.

Aloe vera-Anwendungen

- Um die Abwehrkräfte von innen heraus zu stärken, sollten Sie möglichst schon vor der ersten Strahlenbehandlung eine Trinkkur mit dem Aloe vera-Saft beginnen. Spätestens aber während der Strahlentherapie nehmen Sie eine Tagesdosis von 3x 20 ml Aloe vera-Saft aus biologischem Anbau.

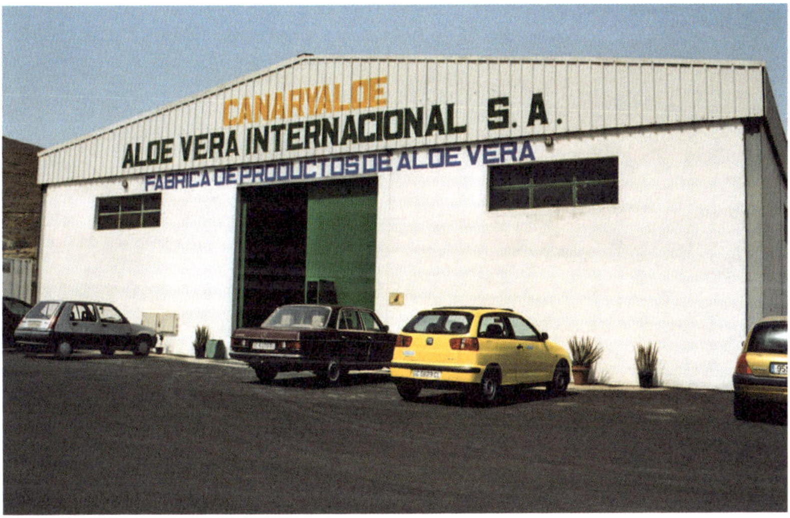

▲ *Aloe vera-Fabrik in Tiscamanita-Tuineje, Fuerteventura*

- Wenn äußerliche Hautschäden vorhanden sind, streichen Sie mehrmals täglich die betreffenden Partien dick mit Aloe vera-Gel ein. Bitte nur reines Aloe vera-Gel ohne Zusätze verwenden, wie z. B. von Santaverde oder Pharmos.

Zusätzliche Anwendungen

- Achten Sie darauf, dass Sie genügend Kalzium aufnehmen. Durch die Strahlenbelastung wird dem Körper Kalzium entzogen und muss vermehrt wieder zugeführt werden.
- Aktivieren Sie Ihre Zellen mental.

Vaginalmykosen

Schon eine Behandlung mit Antibiotika kann Pilzinfektionen im Vaginalbereich hervorrufen. Auch die Ansteckungsgefahr in öffentlichen Schwimmbädern, Saunen und Toiletten ist sehr groß. Hautpilze brauchen zum Gedeihen ein warmes, feuchtes Klima. Das Scheidenmilieu ist geradezu der ideale Ort dafür. Mykosen sind äußerst ansteckend, deshalb ist eine sofortige Behandlung – und die Behandlung des Sexualpartners – dringend notwendig. Mykosen im Vaginalbereich können mit Aloe vera-Saft erfolgreich behandelt werden.

Aloe vera-Anwendungen

- Neben der täglichen inneren Anwendung von etwa 30 ml Aloe vera-Saft gehen Sie gegen die akuten Beschwerden folgendermaßen vor:
- Tränken Sie abends vor dem Schlafengehen einen Tampon mit Aloe

vera-Saft und führen Sie ihn in die Scheide ein. Sie können auch zusätzlich 3 Tropfen Teebaumöl dazu träufeln.
- Tagsüber eignet sich das Aloe vera-Gel. Tragen Sie eine Slipeinlage, damit die Pilze nicht in Ihre Unterwäsche gelangen und sich weiter verbreiten.
- Wenn Ihnen tagsüber die Anwendung unangenehm ist, streichen Sie mit einem Wattestäbchen Ihre Scheide mit kolloidalem Silberwasser aus. Silberwasser können Sie auch trinken: einen EL pro Tag.

Verbrennungen

Zu Verbrennungen kann es durch Hitze, Strahlen, Stromschlag oder ätzende Chemikalien kommen. Bei Verbrennungen ersten Grades machen sich leichte Rötungen und Schmerzen bemerkbar. Von einer Verbrennung zweiten Grades spricht man, wenn sich neben starken Rötungen und Schmerzen zusätzlich Brandblasen zeigen. Wenn alle Hautschichten verbrannt sind, liegt eine Verbrennung dritten Grades vor. Die Haut sieht dann pechschwarz aus. Verbrennungen ersten und kleine Verbrennungen zweiten Grades können Sie mit Aloe behandeln. Verbrennungen dritten Grades und großflächige Verbrennungen müssen sofort im Krankenhaus versorgt werden. Stellt sich bei großflächigen, starken Verbrennungen Schüttelfrost ein, kann dies ein Anzeichen für einen Schock sein. Rufen Sie sofort einen Arzt!

Aloe vera-Anwendungen
- Reinigen Sie die Stellen unter fließend kaltem Wasser, so verhindern

Sie, dass die Aloe vera wegen ihres hohen Penetrationsvermögens Schmutz und Bakterien in die Haut einschleust.

- Die beste Behandlung bietet das frische Aloe vera-Blattgel. Aloe vera-Blattgel aufschneiden und auf die verbrannte Stelle legen.
- Falls Sie keine Aloe vera-Pflanze zur Hand haben, können Sie ein Aloe vera-Gel verwenden, wobei Sie darauf achten müssen, dass es sich nicht um ein Cremegemisch handelt! Aloe vera-Gelprodukt dick auftragen, so dass die Haut nicht sofort trocknet. Mehrmals wiederholen.
- Sehr gut eignet sich auch der Aloe vera-Saft ohne Zusätze. Aloe vera-Saft auf eine Mullbinde verteilen und um die verbrannte Stelle wickeln. Bei Bedarf wiederholen.
- Behandeln Sie die Stellen auch nach Abklingen der Beschwerden weiter mit Aloe vera. Dadurch beugen Sie Narbenbildungen vor. Falls sich nach einer nicht sachgemäßen Behandlung einer Verbrennung Narben gebildet haben sollten, kann auch hier die Aloe vera oft noch helfen.

Zusätzliche Anwendungen

- Um den ersten Schock zu überwinden, können Sie die Bachblüten-Notfalltropfen Rescue Remedy einnehmen.
- Zur weiteren Unterstützung des Heilungsprozesses können Sie das homöopathische Mittel Urtica urens D 6 verwenden. Beginnen Sie damit, alle 10 Minuten 5 Globuli oder 1 Tablette oder 10 Tropfen einzunehmen. Nach Abklingen der Beschwerden nehmen Sie das Mittel nach Bedarf.

Verstopfung

Verstopfung kann man fast als Zivilisationskrankheit bezeichnen. In Deutschland ist das Abführmittel nach dem Schmerzmittel das am häufigsten verkaufte Präparat. Die Hauptursachen einer Verstopfung sind Bewegungsmangel und falsche Ernährung. Wir nehmen nicht genügend Ballaststoffe mit unserer Nahrung auf und trinken viel zu wenig, um den Darminhalt zu transportieren. Die Folge von Verstopfung ist eine systematische Vergiftung des Körpers durch Stoffe, die zu lange im Darm liegen und schließlich ins Blut gelangen. Durch diese Darmgifte können viele Krankheiten entstehen. Zur Darmregulierung empfiehlt sich der Aloe vera-Saft, der den Stoffwechsel aktiviert und die Verdauungsorgane entgiftet. Die Darmschleimhäute können sich regenerieren und die aufgenommene Nahrung wird wieder besser verwertet.

Aloe vera-Anwendungen

- Wenn Sie zu chronischer Verstopfung neigen, sollten Sie unbedingt regelmäßig Aloe vera-Saft zu sich nehmen. Die optimale Wirkung erreichen Sie, wenn Sie täglich 1–2 EL in etwas Frucht- oder Gemüsesaft mischen und vor dem Frühstück trinken.
- Bei anhaltender Verstopfung sollten Sie 3x täglich 1–2 EL Aloe vera-Saft zu sich nehmen.
- Zusätzlich könnten Sie für kurze Zeit eine Behandlung mit Schwedenkräutern in Erwägung ziehen. Fragen Sie aber vorher Ihren Arzt oder Apotheker. Schwedenkräuter wirken im Dickdarm und regen die Peristaltik an.

Zusätzliche Anwendungen:

- Stellen Sie Ihre Ernährung auf Vollwertkost um. Trinken Sie mindestens 2–3 Liter Mineralwasser und Kräutertees. Gehen Sie täglich eine Stunde mit schnellen Schritten spazieren, die bewegen den Bauch.
- Massieren Sie Ihren Bauch im Uhrzeigersinn mit ätherischen Ölen. Nehmen Sie dazu z. B. einige Tropfen Basisöl, die Sie mit Rosmarin, Majoran, Fenchel und Kamille mischen.

Völlegefühl / Magendruck

Völlegefühl und Magendruck entstehen in den meisten Fällen durch übermäßiges und schwer verdauliches Essen. Ein Gläschen Schnaps galt da bislang als Verdauungshilfe. Letzte Studien zeigen, dass das nicht der Fall ist, es sei denn, es handelt sich wirklich um medizinische Kräuter. Mit einigen Schlucken Aloe vera-Saft können Sie schnell Abhilfe schaffen und bekommen hinterher keinen dicken Kopf. Selbst wenn der Magen sehr drückt, habe ich Fälle erlebt, wo Aloe vera diesen Druck nach einiger Zeit aufgelöst hat.

Aloe vera-Anwendungen

- Wenn Sie generell zu Verdauungsproblemen neigen, sollten Sie regelmäßig Aloe vera-Saft zur Unterstützung trinken. Eine Dosis von 2x 1 EL täglich dient zur Vorbeugung.
- Im akuten Fall nehmen Sie 10 ml Aloe vera-Saft zu sich, und wenn nach einer Stunde der Druck noch nicht nachgelassen hat, nehmen Sie noch einmal 10 ml.

Zusätzliche Anwendungen

- Werden Sie häufiger von Magendruck geplagt, sollten Sie unbedingt von einem Arzt klären lassen, woran das liegt. Sollte sich nichts Konkretes feststellen lassen, liegen oft auch psychosomatische Ursachen vor.
- Achten Sie auf eine regelmäßige Verdauung. Dabei kann der Aloe vera-Saft sehr unterstützen.
- Pfefferminze und Kümmel als Kräuter oder in Kapselform wirken ebenfalls sehr erlösend bei Magendruck.
- Überprüfen Sie Ihre Essgewohnheiten. Meiden Sie blähende und zu fette Speisen.

Wechseljahresbeschwerden

Wenn in der zweiten Lebenshälfte bei Frauen und auch bei Männern eine Umstellung des Hormonhaushaltes beginnt, bringt das häufig eine allgemeine Beeinträchtigung des Gesamtbefindens mit sich. Besonders Antriebslosigkeit, nachlassende Libido und Erschöpfung sind Anzeichen dafür. Nun kann Aloe vera die Jugend nicht zurückbringen, aber es lindert die kleinen körperlichen Beschwerden und stärkt den gesamten Organismus. Das Allgemeinbefinden wird besser. Dadurch wird auch das seelische Gleichgewicht ausbalanciert.

Aloe vera-Anwendungen

- Zur Stabilisierung des Gemüts können Sie auf die Aloe vera-Blütenessenz zurückgreifen. Nehmen Sie täglich 3x 10 Tropfen.

- Zur Stärkung Ihres körperlichen Gleichgewichts ergänzen Sie Ihre tägliche Nahrung mit 2x täglich 15–20 ml Aloe vera-Trinksaft.
- Nach 3 Wochen regelmäßiger Einnahme werden Sie merken, dass Sie mehr Power haben. Mischen Sie sich Aloe vera-Drinks, die Sie mit Honig süßen oder mit Gelée Royale und Propolis anreichern.

Zusätzliche Anwendungen

- Ob eine Hormonbehandlung sinnvoll ist, sollten Sie mit Ihrem Arzt besprechen. Wer grundsätzlich keine chemischen Hormone einnehmen möchte, kann auch auf pflanzliche Hormone zurückgreifen. Hier sind vor allem Ginseng, Hafer, Soja und Rotklee zu nennen.
- Wichtig sind eine gesunde Ernährung und eine positive Lebenseinstellung. Heutzutage ist man nicht zwangsläufig alt, wenn man sich in der zweiten Lebenshälfte befindet.

Windeldermatitis

Die zarte Haut eines Babys ist besonders empfindlich. Auch wenn sie noch so gut eingecremt ist, kann es passieren, dass sich ein Windelausschlag bildet. Es entstehen kleine Bläschen und Pusteln, die für das Baby sehr unangenehm sind. Da der kleine Kinderpopo mehr oder weniger permanenter Feuchtigkeit ausgesetzt ist, können sich dort auch Bakterien und Keime ansiedeln und die Haut entzünden. Aloe vera ist ein hervorragendes Naturmittel, um schnell Abhilfe zu schaffen.

Aloe vera-Anwendungen

- Tun Sie Ihrem Kind etwas Gutes und mischen Sie etwas Aloe vera-Gel in die Babycreme. Sie können auch erst eine dünne Schicht Aloe vera-Gel auf die Haut auftragen und dann die Babycreme darüber.
- Handelsübliche Reinigungstücher enthalten manchmal Stoffe, die für die Babyhaut ungeeignet sind, z. B. Duftstoffe.
- Bereiten Sie sich selbst Aloe vera-Reinigungstücher zu, indem Sie Tissues in eine Box legen und mit etwas Wasser und Aloe vera-Saft tränken. So haben Sie gleich ein wundheilendes Tuch zur Hand.
- Streichen Sie bei jedem Windelwechsel die Haut dick mit Aloe vera-Gel ein. Das wirkt kühlend und lindert den Juckreiz. Außerdem werden die Zellen schnell repariert und der Heilungsprozess beschleunigt.

Zusätzliche Anwendungen

- Verwenden Sie nur Produkte ohne Duftstoffe. Babyöle können Sie ganz leicht selber herstellen, z. B. mischen Sie Aloe vera-Öl mit Nachtkerzen- und Ringelblumenöl. Diese Mischung ist sehr mild, denn alle drei Öle wirken entzündungshemmend.
- Lassen Sie an den Babypopo auch ein wenig frische Luft. Trocknen Sie die Haut immer gut ab.

Zahnfleischentzündungen

Entzündetes Zahnfleisch kann unterschiedliche Ursachen haben, wie z. B. ungenügende Zahnpflege oder Druckstellen, die durch Zahnersatz verursacht werden. Die Hauptursache für Probleme im Mundraum sind aber Keime. Bakterielle Entzündungen können über Zahnfleischbluten letztlich zur Parodontose führen. Deshalb sollten auch geringfügige Entzündungen nicht auf die leichte Schulter genommen werden.

Aloe vera-Anwendungen

- Reinigen Sie täglich Ihre Zähne mit Aloe vera-Zahncreme und einem Tropfen Teebaumöl. Damit stehen Sie bei der Prophylaxe auf der sicheren Seite.
- Nach dem Zähneputzen gurgeln Sie mit warmem Wasser, in das Sie 1 TL Aloe vera-Saft, 2 Tropfen Teebaumöl und, wenn Sie mögen, 2 Tropfen Pfefferminzöl geben. Auch das dient der Vorbeugung.
- Haben Sie eine akute Zahnfleischentzündung, schlürfen Sie mehrmals täglich Aloe vera-Saft. Vor dem Zubettgehen empfiehlt es sich, die Mundschleimhaut und das Zahnfleisch mit frischem Aloe vera-Blattgel einzureiben. Es wirkt antibakteriell und hilft, zerstörte Haut schneller zu regenerieren.

Spezielle Aloe vera-Anwendungen für den Mann

Glücklicherweise werden auch die Männer immer gesundheitsbewusster und interessieren sich für alternative Behandlungsmethoden. Gerade Aloe vera ist sehr unkompliziert in der Anwendung und bei einigen Beschwerden sehr hilfreich.

Blessuren bei der Rasur

Wenn die Rasur mal unter die Haut gegangen ist, statt auf der Oberfläche zu bleiben, bietet Aloe vera sofort schnelle Hilfe, und oft sind die kleinen Blessuren schon am Abend nicht mehr zu sehen.

Aloe vera-Anwendungen

- Sie sollten immer eine Tube reines Aloe vera-Gel im Haus haben. Bei kleinen Schnittwunden tragen Sie Aloe vera-Gel dick auf die betreffenden Partien auf. Mischen Sie etwas Propolis in das Gel. Die Wundheilung geht dann noch schneller voran.

Hautpflege für den Mann

Es ist inzwischen ziemlich normal, dass auch Männer zu Cremes und Lotionen greifen, um ihre Haut zu pflegen und gesund zu erhalten. Zerfurchte Seefahrerhaut ist out und Mann darf sich verwöhnen und genießen! Leider zeigen sich auch bei der Männerhaut immer häufiger Probleme, wie Allergien, Neurodermitis und allgemeine Empfindlichkeit. Umso wichtiger ist es, pflegend vorzubeugen. Die Kosmetikindustrie hat natürlich darauf reagiert und die Marktlücke längst gefüllt. Oft sind die Produkte aber nicht ausreichend. Geben Sie bei sehr trockener Haut in die Feuchtigkeitslotion ein paar Tropfen Aloe vera-Öl oder Jojoba-Öl kaltgepresst. Das lässt sich gut verteilen und bietet dennoch einen guten Schutz gegen Witterungseinflüsse.

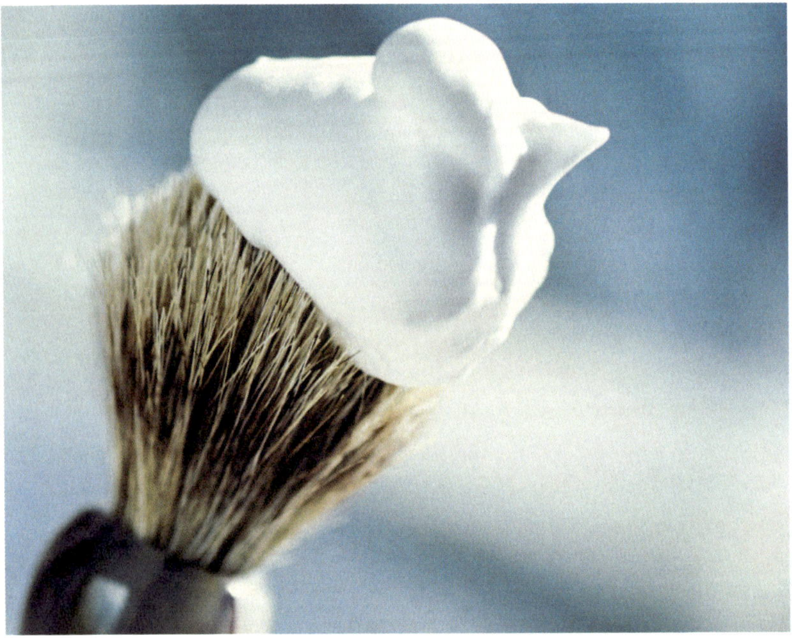

▲ *Auch kleine Verletzungen bei der Rasur heilen schneller mit Aloe vera.*

Hier ein paar Rezepte zum Selbermachen:

After Shave-Balm

50 ml Hamameliswasser
1 TL Aloe vera-Gel
10 ml kosmetischer Alkohol
1 TL Weizenkeim- oder Nachtkerzenfluid
Beduften nach Bedarf mit ätherischen Ölen wie Sandelholz, Patchouly oder Lavendel.

Alles gut zusammenrühren und in eine Glasflasche füllen. Noch mal kräftig durchschütteln. Sie können als After Shave auch Edelsteinwasser nutzen.

Alternativen
Bei sehr empfindlicher Haut können Sie sich eine unbeduftete Basiscreme aus der Apotheke oder dem Reformhaus besorgen und dort können Sie einen TL Aloe vera-Gel einrühren.
oder:
Etwas Aloe vera-Gel in die Hand geben und ein paar Tropfen Aloe vera-Öl oder Nachtkerzenöl dazumischen.

Kreisrunder Haarausfall (Alopecia areata)

Seit jeher zählen schöne, gesunde Haare zum Schönheitsbild des Menschen. In früheren Zeiten galten Haare als Symbol der Macht. Deshalb leiden gerade Männer besonders intensiv, wenn sie schon in jungen Jah-

ren Haare verlieren und sich der Beginn einer Glatze zeigt. Die Pharmaindustrie ist seit Jahren eifrig am Werk, um endlich ein zuverlässiges Mittel gegen Haarverlust beim Mann zu entwickeln. Allerdings halten die meisten auf dem Markt befindlichen Mittel wenig von dem, was die Werbung verspricht. Im Gegensatz zum einfachen Haarausfall, dem meistens behebbare Störungen zugrunde liegen, gelingt eine erfolgreiche Behandlung beim kreisrunden Haarausfall äußerst selten. Allerdings zeigt sich seit Kurzem ein kleiner Hoffnungsschimmer am Horizont. Propecia heißt das Zauberwort. Es gibt namhafte Beispiele dafür, dass das Mittel mehr oder weniger hilft. Ursprünglich wurde das Mittel für die Prostata entwickelt. Es enthält den Hormonblocker Finasterid. Bei den Anwendungen für die Prostata stellte sich heraus, dass bei vielen Männern der Haarwuchs verbessert wurde. Das Mittel wirkt allerdings nur, solange man es einnimmt und ist verschreibungspflichtig.
Aloe vera ist kein Haarwuchsmittel, aber man hat Erfahrungsberichte, die besagen, dass eine tägliche Anwendung mit Aloe vera-Saft, innerlich wie äußerlich, den Haarausfall wenigstens stoppen kann. Der Zustand von Haut und Haaren hängt sehr von der Ernährung ab. Insofern unterstützt Aloe vera mit ihren Bioaktivstoffen ein gesundes Aussehen.

Aloe vera-Anwendungen

- Reiben Sie täglich die Kopfhaut mit Aloe vera-Saft ein, am besten über Nacht.
- Mischen Sie 30 ml Aloe vera-Öl oder Nachtkerzenöl mit 20 Tropfen Propolis. Gut schütteln, um die wässrigen- und die Ölanteile kurzfristig zu verbinden, und dann träufeln Sie mit einer Pipette diese Mi-

schung auf die Kopfhaut. Massieren Sie mindestens 2x wöchentlich Ihre Kopfhaut, um die Durchblutung anzuregen.

- Zur Nahrungsergänzung nehmen Sie 2x täglich je 25 ml Aloe vera-Saft.
- Der Pharmazeut Wolfgang Wirth hat bei einigen Probanden gute Erfahrungen mit der biogen stimulierten Aloe gemacht. Er empfiehlt folgende Kur: 30 Tage lang täglich eine Ampulle zu 1ml unter die Haut spritzen, danach eine Einnahmepause von 30 Tagen, um dann weitere 30 Tage je 1ml Ampulle pro Tag zu injizieren. Fragen Sie einen Arzt für Naturheilkunde.

Zusätzliche Anwendungen

- Nikotin und Alkohol sind unbedingt zu meiden, denn dadurch werden die Gefäße verengt und die Durchblutung erheblich behindert.
- Für eine vitalstoffreiche Ernährung nehmen Sie zum Aloe vera-Saft zusätzlich Gelée Royale, Pollen und Ginsengwurzel mit Honig.

Potenzstörungen

Kein Mann spricht gern über dieses Leiden, daher ist die Dunkelziffer recht hoch. Potenzstörungen im Alter hängen oft mit Erkrankungen des Herzens, Diabetes, Arterienverkalkung oder Prostataleiden zusammen. Diese Erkrankungen werden mit Medikamenten behandelt, die dann auch Potenzstörungen hervorrufen können. Bei jüngeren Männern sind die Ursachen von Erektionsstörungen eher im beruflichen oder privaten Stress zu finden. In den seltensten Fällen liegt eine Hormonstörung vor. Bei einer schwachen Erektion können die Nerven, die die Information zum Penis leiten, gestört sein. Ebenso kann die unzureichende Durchblutung des Penismuskels die Ursache dafür sein. Auch psychische Faktoren spielen eine nicht unwesentliche Rolle.

Aloe vera-Anwendungen

- Um das Allgemeinbefinden zu stärken, sollten Sie regelmäßig Aloe vera-Zellsaft trinken. Es regt den Stoffwechsel an und fördert die Durchblutung, die oft bei Erektionsschwierigkeiten gestört ist.
- Michael Peuser, der Aloe vera-Experte in Deutschland schlechthin, verweist auf Untersuchungen, die mit biogen stimulierter Aloe gemacht wurden. Da diese als Injektion verabreicht werden, wirkt die Aloe über das Zentralnervensystem und kann somit auf viele Funktionen positiv einwirken. Natürlich hilft es nicht immer allen Betroffenen, aber einen Versuch ist es wert.

Zusätzliche Anwendungen

- Generell steigern Bienenprodukte die körperliche Leistungskraft.
- In der Karibik schwört man auf folgende vierwöchige Kur: Kochen Sie 5 Gramm Bois-Bondee-Rinde in 100 ml Wasser und lassen Sie den Sud etwa 15 Minuten stehen. In die erkaltete, durchgesiebte Masse geben Sie 3 g Guaranapulver, 4 ml Aloe vera-Saft und 10 ml Weizengrassaft. Diesen Sud täglich trinken.
- Von den chemischen Hilfsmitteln wie Viagra, Cialis usw. mal abgesehen, gibt es weitere Potenzmittel aus der Natur. Sehr gute Erfahrungen gibt es mit Yohimbin aus einem afrikanischen Baum. Der Wirkstoff ist rezeptpflichtig. Es gibt viele Studien, die die Wirksamkeit bestätigen.

Prostataentzündungen

Mit zunehmendem Alter vergrößert sich bei fast allen Männern die Prostatadrüse. Der Harnabfluss wird dadurch behindert, und im fortgeschrittenen Stadium wird es fast unmöglich, die Blase ganz zu entleeren. Die Giftstoffe aus diesem Harnrest belasten vor allem die Nieren und das Herz. Im Anfangsstadium kann meistens schnell Abhilfe geschaffen werden.

Aloe vera-Anwendungen

- Bei akuten Schwellungen kann zur Kühlung die Prostata mit Aloe vera-Gel eingerieben werden. Zusätzlich können Sie frische Gelstücke in das Rectum einführen.
- Nehmen Sie regelmäßig täglich 2x 20 ml Aloe vera-Saft zur Nahrungsergänzung.

Zusätzliche Anwendungen

- Suchen Sie unbedingt rechtzeitig einen Urologen auf.
- Dem Arzneimittelkürbis wird eine positive Wirkung auf die Prostata nachgesagt. Greifen Sie dabei aber unbedingt auf Produkte aus der Apotheke zurück, denn nur die richtige Dosis kann Hilfe bringen. Nehmen Sie kaltgepresstes Kürbiskernöl für Salatsoßen. Kürbiskernöl enthält viel Vitamin E, Selen und Zink.
- Auch Roggenpollen wirken entzündungshemmend. Um den Harnfluss zu aktivieren, eignet sich Brennnesseltee.

Schnelle Hilfe bei Sportverletzungen

Viele Menschen treiben heute Sport. Wer körperlich viel leistet, verbraucht verstärkt Mineralien und Spurenelemente, und die müssen dem Körper so rasch wie möglich wieder zugeführt werden. Es müssen nicht die teuren Drinks im Fitnesscenter sein, sondern ein selbst gemixter Powerdrink mit natürlichen Nahrungsergänzungsmitteln wie Aloe vera ist oft viel wertvoller. Falls Sie Leistungssportler sind und auch an Wettkämpfen teilnehmen, sollten Sie sich schon rechtzeitig mit Aloe vera-Saft die nötige Vitalität schaffen, um dann zum richtigen Zeitpunkt fit zu sein. Und äußerlich, für leichte Sportverletzungen, hilft das Aloe vera-Gel schnell und effizient.

Aloe vera-Anwendungen – innerlich

- Leistungssportler sollten als Nahrungsergänzung täglich 2x je 25 ml Aloe vera-Saft zu sich nehmen. Das kann pur sein oder in leckere Fruchtdrinks gemischt werden.
- Diejenigen, die sich nur fit halten wollen, sollten nach der körperlichen Aktivität die Vitalstoffe ausgleichen. 30 ml Aloe vera-Saft in einen leckeren Fruchtdrink mischen, mit Honig und einem 1/2 Teelöffel Gelée Royale anreichern, und Sie sind gleich wieder frisch.

Aloe vera-Anwendungen – äußerlich

- Schon beim langen Gehen bilden sich schnell Blasen an den Füßen. Auch wenn es sich dabei um eine eher harmlose Sache handelt, tun sie doch ziemlich weh. Bei sportlichen Aktivitäten sollte daher eine Tube Aloe vera-Gel immer im Gepäck sein. Tragen Sie schon vor Beginn eines Laufes Aloe vera-Gel auf die gefährdeten Stellen auf. Das Gel kühlt und verhindert so die große Wärme, die bei Reibung entsteht und dadurch zur Blasenbildung führt.

- Sollten sich schon Blasen oder wunde Stellen gebildet haben, tupfen Sie diesen Bereich mit einem mit warmem Wasser getränkten Wattebausch ab. Ob Sie die Blase mit einer sterilen Nadel anstechen, damit die Wundflüssigkeit ablaufen kann, unterliegt Ihrer Einschätzung. Tragen Sie Aloe vera-Gel dick auf und wiederholen Sie diesen Vorgang mehrmals. Das Gel wirkt schmerzlindernd und wundheilungsfördernd.
- Blasen heilen an besten ab, wenn man Luft daran lässt. Falls das nicht gleich möglich ist, sollten Sie die Stelle unbedingt mit einem Pflaster abdecken, damit sich keine Keime in die Wunde setzen.
- Zu Hause können Sie wunde müde Füße wieder fit machen, in dem Sie ein warmes Fußbad nehmen, in das Sie ein bis zwei Esslöffel Meersalz rühren und dazu 20 Tropfen Propolisextrakt mischen. 15–20 Minuten die Füße darin baden. Anschließend je Fuß etwas Aloe vera-Gel in die Hände geben, 5 Tropfen Pfefferminz- und 5 Tropfen Lavendelöl hinzufügen und die Füße damit einreiben.
- Bei kleinen Schürfwunden, Prellungen oder Ähnlichem tragen Sie Aloe vera-Gel dick auf und wiederholen Sie diesen Vorgang mehrmals. Das Gel wirkt schmerzlindernd und wundheilungsfördernd. Ausnahme sind große, offene Wunden, die anfällig für Keime sind. Hier muss möglicherweise eine medizinische Versorgung stattfinden.

Aloe vera im Rhythmus der Jahreszeiten

Immer wieder taucht die Frage auf, wann soll ich Aloe vera nehmen und wie oft? Das ist natürlich von Fall zu Fall zu entscheiden. Im Laufe des Jahres stehen aber unterschiedliche Einsatzmöglichkeiten im Vordergrund, auf die ich hier kurz eingehen möchte.

Frühling

Gerade der Frühling wird von unserem Organismus besonders intensiv wahrgenommen und dementsprechend reagieren manche Menschen darauf.

Frühjahrsmüdigkeit
Im Winter halten wir uns naturgemäß nicht besonders lange im Freien auf. Das führt dazu, dass unser Organismus – besonders das Gehirn – zu wenig Sauerstoff bekommt. Ein anderer Auslöser von Müdigkeit und Antriebsschwäche ist die Unterversorgung an vitalen Stoffen, denn Obst und Gemüse haben oft weite Transportwege hinter sich oder kommen aus dem Treibhaus und enthalten nicht den hohen Nährstoffanteil wie im Sommer.

Empfehlung:
- Ab Ende Februar sollten Sie beginnen, täglich 3x 20 ml Aloe vera-Saft zu trinken.

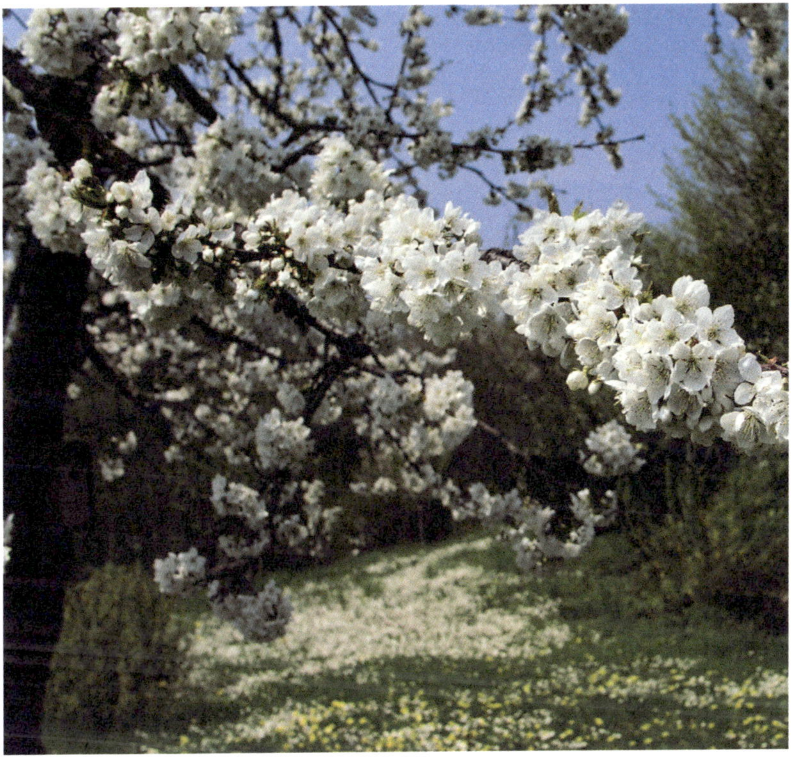

Entschlackungskur

Das Frühjahr ist die beste Zeit zum Entschlacken. Im Winter arbeitet der Stoffwechsel langsamer und sammelt sogenannte Schlackenstoffe im Körper an.

▲ *Aloe vera hilft bei Frühjahrsmüdigkeit, Heuschnupfen und anderen jahreszeitbedingten Beschwerden.*

- Um den Körper in Schwung zu bringen, trinken Sie 3x täglich 30 ml Aloe vera-Saft.
- Kreislaufunterstützende Maßnahmen wie Wechselduschen kurbeln den Stoffwechsel an. Mit einer vitalstoffreichen Ernährung und Bewegung entschlackt der Körper und kann sich so auf den Frühling einstellen.
- Auch unsere Haut braucht eine Frühjahrskur. Sie sollten jetzt von fettreicher Creme auf Feuchtigkeitscreme mit ausreichend Aloe vera umstellen (Rezepte auf Seite 146 und 148).

Heuschnupfen

Für Allergiker gehört der Frühling nicht zur beliebtesten Jahreszeit. Triefnase, geschwollene Augen bis hin zu asthmatischen Anfällen zwingen sie dazu, sich vorwiegend in geschlossenen Räumen aufzuhalten.

- Zur Vorbeugung fangen Sie ab Dezember an, 3x täglich 20 ml Aloe vera-Saft zu trinken.

Sommer

Im Sommer halten wir uns sehr viel im Freien auf und UV-Strahlen beanspruchen unsere Haut sehr. Hier hilft Aloe vera zum Feuchtigkeitsausgleich und sollte täglich angewendet werden.

UV-Strahlen

Vor und nach jedem Sonnenbad sollten Sie Ihre Haut mit Aloe vera unterstützen, um sie vor dem Austrocknen zu bewahren.

- Bevor Sie Ihr Sonnenprodukt auftragen, geben Sie reines Aloe vera-Gel auf die Haut.
- Nach dem Sonnenbad empfiehlt sich eine Aloe vera-Gesichtspackung mit Honig (Rezept auf Seite 150).

Pilzinfektionen

Häufige Besuche im Schwimmbad bringen manchmal auch eine unangenehme Fußpilzinfektion mit sich.

- Sollten Sie davon betroffen sein, helfen Ihnen Aloe vera-Frischblattgel oder Aloe vera-Saft. Auf die betroffenen Stellen dick auftragen. Mehrmals täglich wiederholen.

Insekten

Gegen Schwellungen, Juckreiz und Entzündungen tragen Sie so oft wie möglich Aloe vera-Gel auf. Mehr Informationen auch auf Seite 97 unter dem Stichwort »Insektenstiche«.

Schwere Beine

Bei schwachen Venen und Bindegewebe kommt es besonders in den Sommermonaten zu schweren Beinen.

- Äußerlich tragen Sie Aloe vera-Gel vermischt mit einigen Tropfen Zypressen-Öl auf. Das kühlt, wirkt abschwellend und unterstützt die Durchblutung.
- Innerlich eingenommen stärkt der Aloe vera-Saft das Bindegewebe. Trinken Sie 2x täglich 25 ml.

Herbst

Im Herbst werden die Tage kürzer, es wird dunkler und das Wetter ist oft grau und trüb. Viele Menschen werden da melancholisch und schlapp und auch die Anfälligkeit für Erkältungskrankheiten steigt.

Stärkung des Immunsystems

Im Herbst schwanken die Temperaturen oft erheblich und der Organismus muss sich ständig umstellen. In dieser Zeit sind manche Menschen sehr anfällig für Erkältungen und Blasenbeschwerden. Empfindliche Personen sollten jetzt beginnen, ihr Immunsystem mit Aloe vera-Saft zu stärken.

- Nehmen Sie ab Oktober täglich 3x 20 ml Aloe vera-Saft.

Gelenkbeschwerden

Gerade der feuchte November lässt Gelenkprobleme wieder hervortreten, die sich oft im Sommer gebessert hatten. Hier ist eine rechtzeitige Einnahme von Aloe vera-Saft zu empfehlen.

- Nehmen Sie pro Tag 3x 20 ml Aloe vera-Saft.
- Bei Schmerzen können der Saft oder das Aloe vera-Gel auch äußerlich aufgetragen werden.

Winter

Die wirklich kalten trockenen Tage verkraftet unser Organismus in der Regel gut. Es sind die trüben, feuchten Tage, die uns zu schaffen machen.

Infektionen vorbeugen

Lassen Sie es gar nicht erst so weit kommen, sondern beugen Sie den typischen Winterbeschwerden vor.

- Trinken Sie ab November täglich eine Dosis von 3x 20 ml Aloe vera-Saft. Das stärkt das Immunsystem.

Nährstoffdefizit ausgleichen

Im Winter sind frische Saisonprodukte rar und das kann zu einem Mangel an Vitalstoffen führen. Der wiederum macht uns nicht nur müde, sondern auch anfällig gegen Erkältungen. Mit Aloe vera-Saft lässt sich dieses Defizit ausgleichen.

- Trinken Sie 3x täglich 20 ml Aloe vera-Saft. Reichern Sie diesen mit Honig und Gelée Royale an.

Aloe vera – das natürliche Schönheitsserum

Die Wissenschaftler streiten immer noch darüber, ob es generell möglich ist, durch Wirkstoffe in einer Creme gezielt den Alterungsprozess der Haut zu stoppen oder ihm vorzubeugen. Als Kosmetikerin habe ich jahrelang beobachten können, wie die menschliche Haut reagiert. Ich bin zu folgender Überzeugung gekommen: Die persönliche Hautstruktur ist wesentlich von den Genen abhängig. Um auch in reiferen Jahren eine schöne Haut zu haben, ist aber eine permanente Pflege ab der Pubertät sinnvoll. Wer sich jahrelang wie ein Bratapfel in der Sonne oder auf der Sonnenbank brutzeln lässt, bleibt verbrutzelt und wird kein Pfirsich mehr sein.

Gerade unser Hautbild sagt über unsere seelische und körperliche Verfassung sehr viel aus. Die Haut ist unser größtes Ausscheidungsorgan und erfüllt damit eine wichtige Funktion im Körper. Sie ernährt sich von innen, und von außen erfolgen Pflege und Schutz vor schädlichen Einflüssen. Deshalb ist eine vitalstoffreiche Ernährung auch für die Haut sehr wichtig. Nur so kann der Zellstoffwechsel funktionieren.

Wie wichtig und heilsam Aloe vera zur inneren Anwendung sein kann, haben Sie in den vorherigen Kapiteln schon erfahren können. An dieser Stelle beschäftigen wir uns mit der schönheitspflegenden Eigenschaft der Aloe vera.

Aloe vera hat allen anderen Wirkstoffen gegenüber einen riesigen Vorteil. Durch ihre besondere Penetrationsfähigkeit dringen die Bioaktivstoffe der Aloe vera bis in tiefere Hautschichten ein. Das hat eine verbesserte

Regenerationstätigkeit zur Folge, als sie mit herkömmlichen Wirkstoffen erreicht werden kann. Aloe vera ist in der Lage, die Bildung neuer Zellen zu aktivieren. Man spricht daher auch von einem Repair-Effekt. Enzyme sorgen dafür, dass abgestorbene Hautzellen schneller abtransportiert werden. Die intensive Befeuchtung durch Aloe vera sorgt für ein strahlendes, gesundes Hautbild.

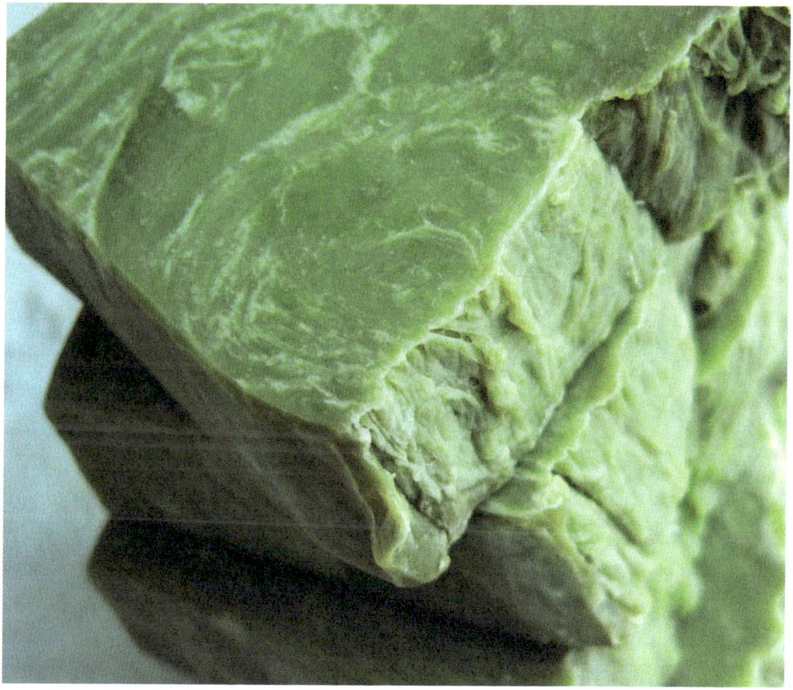

▲ *Die Wirksamkeit von Aloe vera in der Hautpflege ist heute unumstritten. Es gibt auch Aloe vera-Seife.*

Kaufen oder selber machen?

Seit es die Hobbythek nicht mehr gibt, hat die Begeisterung, sich Kosmetik selbst herzustellen, rapide nachgelassen. Außerdem hat die Kosmetikindustrie nachgerüstet und Pflegeprodukte aus natürlichen Zutaten entwickelt. Um die wohltuende Wirkung der Aloe vera auch wirklich zu spüren, ist es allerdings wichtig darauf zu achten, dass ein Fertigprodukt einen Aloe vera-Anteil von mindestens 30 Prozent enthält. Einige Firmen (siehe Bezugsquellen), die Aloe vera auch als Nahrungsergänzungsmittel anbieten, haben inzwischen ein beachtliches Angebot an hochwertigen Aloe vera-Pflegeprodukten entwickelt. Die Produkte sind etwas hochpreisiger als die Aloe vera-Cremes, die normalerweise im Handel erhältlich sind. Bei den hochwertigen Aloe vera-Pflegeprodukten wird der übliche Wasseranteil einer Creme durch Aloe vera-Saft ersetzt. Beim Kauf ist es also wichtig, nach dem Aloe vera-Anteil zu fragen.

Regelmäßige Hautpflege – Das gehört dazu

Regelmäßige Hautpflege ist das Wichtigste für eine gesunde Haut.

Die Reinigung

Damit die Haut alle ihr zugeführten Wirkstoffe auch aufnehmen kann, ist eine gründliche Reinigung Voraussetzung. Als größtes Ausscheidungsorgan muss die Haut regelmäßig von den Ausscheidungsprodukten befreit werden, um ihre Funktionsfähigkeit zu behalten.

Verwenden Sie zur Reinigung je nach Hauttyp eine sanfte Reinigungsmilch oder ein -Gel. Es reicht, wenn Sie das Reinigungsprodukt am Abend verwenden. Morgens genügt ein gründliches Abspülen der Haut mit warmem Wasser.

Klären mit einem Gesichtstonikum

Auch wenn Sie das Reinigungsprodukt gründlich abgespült haben, befinden sich immer noch ein paar Partikelchen auf der Haut, die mit einem Gesichtswasser geklärt werden sollten. Ein Gesichtswasser ist nicht zur Reinigung da, sondern hauptsächlich, um den Säureschutzmantel der Haut wiederherzustellen. Außerdem sorgt der Alkoholanteil dafür, dass sich die Poren, die sich durch warmes Wasser geöffnet haben, wieder zusammenziehen. Gesichtswasser macht die Haut aufnahmefähiger für die nachfolgenden Pflegecremes. Gesichtswässer sind sehr leicht selbst herzustellen (Rezepte auf Seite 62, 75 und 149).
Aloe vera ist für jeden Hauttyp geeignet und sollte in keinem Gesichtswasser fehlen. Machen Sie Ihr Gesichtswasser selber, können Sie den Anteil an Aloe vera selbst bestimmen und daher sicher sein, dass die Wirkung der Aloe vera auch spürbar ist. Tragen Sie morgens und abends Gesichtwasser mit einem Wattepad auf Gesicht und Hals auf.

Tagespflege

Eine Tagespflege soll vor allem Feuchtigkeit spenden, deshalb ist der Wasseranteil dieser Cremes höher als der Fettanteil. Man erkennt es an der Bezeichnung »Ö/W«, was »Öl in Wasser« bedeutet. Wichtig ist, dass die Wirkstoffe dieser Cremes nicht nur einen Feuchteffekt haben, sondern auch die Feuchtigkeit in der Haut binden und halten sollen. Nur dann ist die Haut ausreichend geschützt und gepflegt. Darum ist Feuchtigkeitscreme nicht gleich Feuchtigkeitscreme. Aloe vera ist ein intensiver Feuchtigkeitsspender und macht die Haut prall und glatt.

Nachtpflege

Bei der Nachtpflege ist der Fettanteil höher. Die Bezeichnung »W/Ö« bedeutet: »Wasser in Öl«. Da der Lipidmantel unserer Haut aus Wasser und Fett besteht, muss auch beides ersetzt werden. Die Haut kommt also weder nur mit Fett noch nur mit Feuchtigkeit aus. Je nach Hauttyp wird beides unterschiedlich benötigt. In der Nacht soll die Haut regenerieren, genau wie unser Körper auch.

Masken/Packungen

2 bis 4x im Monat freut sich jede Haut über eine cremige Gesichtspackung. Gesichtspackungen lassen sich leicht selbst herstellen und frisch anrühren zur sofortigen Verwendung.

Peeling

Je nach Hauttyp sollte die Haut alle ein bis zwei Wochen mit einem Peeling behandelt werden, um abgestorbene Hautschüppchen zu entfernen und damit der Haut zu ermöglichen, die aufgetragenen Cremes wieder gut aufnehmen zu können.

Aloe vera für jeden Hauttyp

Aloe vera ist grundsätzlich für alle Hauttypen einsetzbar. Es gilt lediglich, die richtigen Pflegeprodukte für den jeweiligen Hauttyp zusammenzustellen. Beachten Sie dabei, dass sich die Haut oft den Umweltbedingungen anpasst und deshalb Schwankungen im Hautbild aufweisen kann.

Normale Haut

Sie zeigt ein gesundes Hautbild mit feinen Poren und guter Durchblutung. Sie ist relativ unempfindlich und zeigt keine Unreinheiten. Leider ist dieser Hauttyp nur noch selten zu finden. Zur Pflege reichen die normalen Aloe vera-Produkte. Die Aloe vera verleiht der Haut Stabilität und erhält sie gesund und glatt.

Fettige Haut

Dieser Hauttyp weist eine Überfunktion der Talgdrüsen auf. Meistens sind junge Menschen davon betroffen. Wenn hier die nötige Pflege versäumt wird, bilden Keime, Talg und Schmutz schnell Hautunreinheiten. Bei fettiger und unreiner Haut liegt der Schutzmantel der Haut im alkalischen Bereich und bildet damit einen guten Nährboden für Bakterien und Keime. Gerade hier kann die Aloe vera viel erreichen. Vermeiden Sie den Fehler, die fettige Haut nur auszutrocknen, denn umso mehr strengt sie sich an, den fehlenden Fettanteil zu ersetzen. Ohne Fettanteil würde unsere Haut in kürzester Zeit ihre Geschmeidigkcit verlieren.

Mischhaut

Die Mischhaut ist etwas komplizierter zu behandeln, da sie unterschiedliche Hauttypen aufweist. In der Mitte befindet sich die sogenannte T-Zone. Stirn, Nase und Mund weisen fettige Partien auf. Die Wangen hingegen zeichnen sich oft durch extreme Trockenheit und Empfindlichkeit aus.
Die Mischhaut bedarf sowohl der Pflegeprodukte für die fettige wie für trockene Haut. Aloe vera kann für beide Partien verwendet werden. Aloe vera wirkt ausgleichend, beruhigend und regulierend auf die Haut.

Trockene Haut

Die trockene Haut kann sowohl einen Mangel an Feuchtigkeit als auch an Hautfett aufweisen. Trockene Haut ist sehr dünn und neigt zu Knitterfalten. Gerade dieser Hauttyp bedarf einer permanenten, adäquaten Pflege, damit die Hautalterung nicht schon vorzeitig einsetzt. Meiden Sie unbedingt starke Sonnenbestrahlung und alles, was die Haut zusätzlich austrocknet. Aloe vera ist als Basispflege für die trockene Haut ideal, da sie die Haut gründlich durchfeuchtet.

Reifere Haut

Während der Begriff reif beim Wein oder Obst sehr positiv besetzt ist, ist die Bezeichnung »reifere Haut« verbunden mit Falten und Alterung. Trotzdem sieht man heute viele Frauen in reiferen Jahren, die ein Hautbild aufweisen, das deutlich jünger erscheint. Gezielte Pflege und bewusste Ernährung sind dafür verantwortlich, dass die Haut- und Körperfunktionen länger fit bleiben.
Wichtig: Falten müssen weich gehalten werden. Das bedeutet, dass die Haut unbedingt Lipide benötigt, um ihre Geschmeidigkeit zu behalten. Verzichten Sie möglichst auf das Abpudern der Haut.
Die intensive, feuchtigkeitsspendende Wirkung der Aloe vera hält die reife Haut zusätzlich elastisch. Sonnenbank oder ständiges Sonnenbaden sollten jetzt tabu sein für die Gesundheit Ihrer Haut.

Was Aloe vera für die Schönheit tut

Die Inhaltsstoffe des Aloe vera-Wirkstoffextraktes haben zum Teil eine intensive Wirkung auf die Oberhautzellen, aber auch auf das Bindegewebe. Die hautbelebende und feuchtigkeitsbindende Wirkung steht im Vordergrund der Anwendung. Die verschiedenen in Aloe vera enthaltenen Zuckersorten, die Einfluss auf die Aminogruppe des Lysins der Haut haben, bewirken eine deutliche Feuchtigkeitsbindung und damit eine Hautglättung. Verletzungen der Oberhaut regenerieren auffallend schnell. Die Wirkstoffe der Aloe vera dringen in tiefere Hautschichten vor als handelsübliche Produkte.

Basierend auf Studien und Erfahrungen ergeben sich folgende Eigenschaften der Aloe vera in der Hautpflege:

- heilungsunterstützend, schmerzlindernd, abschwellend, regenerierend, beruhigend
- feuchtigkeitsspendend, weichmachend, adstringierend
- pflegend, schützend

Deshalb ist ihr Einsatz besonders geeignet für folgende Produkte:

- Wund- und Heilsalben sowie in Erste-Hilfe-Produkten
- Sonnen- und After Sun-Kosmetika
- allen pflegenden und schützenden Kosmetikprodukten für Gesicht, Körper und Hände, in allen Emulsionsformen
- Pflege und Schutz der Babyhaut
- Lippenpflege, Masken, Packungen
- Schampoos, Duschgels und Badezusätze

Utensilien zur Herstellung von Aloe vera-Kosmetik

Um Kosmetik selbst herstellen zu können, brauchen Sie ein paar Gerätschaften und einige wenige weitere Utensilien :

Geräte:

2 feuerfeste Bechergläser je 100 ml

1 feuerfestes Becherglas mit 250 ml Volumen.

1 Thermometer mit 100°C-Anzeige

2–3 Glasrührstäbe

3 Cremespatel
Vergällten Alkohol (Isoprophylalkohol) zum Desinfizieren der Geräte. Außerdem einige Döschen und Flaschen zum Abfüllen der hergestellten Kosmetik und eine Küchenwaage, die auf 2 g genau abwiegt.

Emulgatoren

Um Fett und Wasser zu verbinden, benötigen Sie zur Cremeherstellung einen Emulgator. Zu Zeiten unserer Mütter gab es nur Lanolin. Daraus

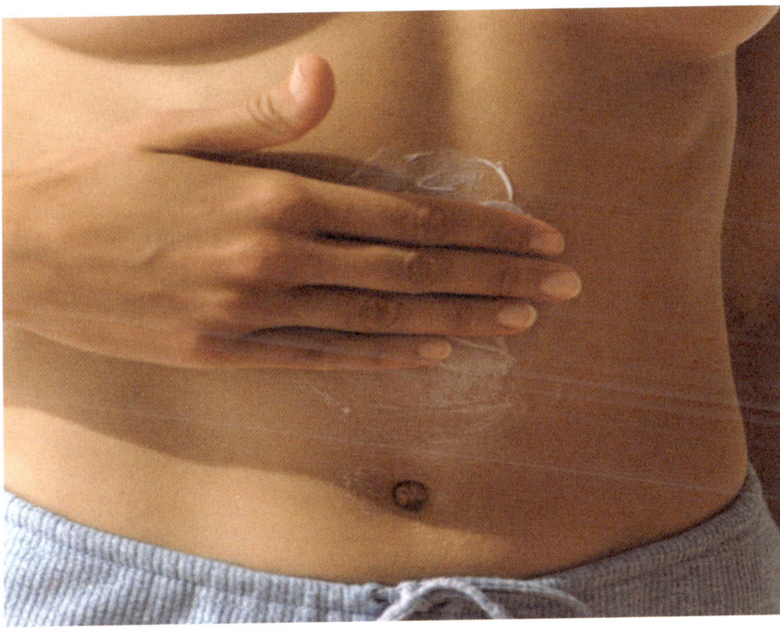

▲ *Aloe vera ist für jeden Hauttyp geeignet.*

ergaben sich nicht nur ziemlich fettreiche Gemische, sondern im Lanolin befanden sich auch oft reichlich Pestizide, mit denen die Schafe behandelt wurden und die nie ganz entfernt werden konnten.
Durch die alternativen Produkte der Hobbythek wurde Lanolin als Emulgator fast aus dem Rennen geworfen. Inzwischen ist der Umgang mit Pestiziden bewusster geworden und es gibt Lanolin, das kaum oder überhaupt nicht belastet ist.

Tegomuls

Emulgator für leichte Cremes. Wird auch als Lebensmittelemulgator verwendet, z. B. in Kuchen und Speiseeis. Ist tierischen Ursprungs.

Lecithin

Dient als Emulgator für kaltgerührte Emulsionen sowie als pflegende und rückfettende Komponente. Ist pflanzlichen Ursprungs.

Lamecreme

Als Emulgator für etwas reichhaltigere Cremes geeignet. Ist als Speiseemulgator entwickelt worden.

Konsistenzgeber

Um einer Creme eine bestimmte Konsistenz zu geben, benötigt man einen Konsistenzgeber.

Sheabutter

Sheabutter ist der beliebteste Konsistenzgeber, da er gleichzeitig über sehr wirkungsvolle Pflegeeigenschaften verfügt. Die enthaltenen Triglyceride verleihen der Haut ein samtweiches Gefühl und wirken glättend. Die in der Sheanuss vorhandene Fettmasse wird durch Pressung gewonnen.

Walratersatz
Ein weicher Konsistenzgeber für alle Arten von Emulsionen. Macht Cremes kompakter als die weiche Sheabutter. Besonders für Wund-, Wind- und Wetterschutz- sowie Babycremes geeignet. Aus Palmkernöl (pflanzlich) oder Talg (tierisch).
Bienenwachs
Ist ein Stoffwechselprodukt der Bienen. Hat neben seinen konsistenzgebenden auch pflegende Eigenschaften.
Xantan
Ist ähnlich dem Gummi arabicum ein Verdicker für kaltgerührte Kosmetik und zur Bindung von Saucen. Wird aus Mikroorganismen hergestellt.

Konservierungsmittel – Pro und Contra

Es entsteht oft eine übertriebene Reaktion auf die Zugabe von Konservierungsmitteln in Kosmetika. Es sei deutlich gesagt: eine allergische Reaktion kann grundsätzlich auf alles erfolgen, auch auf reine Naturprodukte. Deshalb ist die generelle Aussage, Konservierer seien allergieauslösend, nicht richtig. Wer zu allergischen Reaktionen neigt, sollte natürlich vorher testen, ob z. B. Parabene bei seiner Haut unerwünschte Symptome auslösen. Die Konservierer bei selbst gemachter Kosmetik sind Lebensmittelkonservierer, also nicht annähernd so intensiv wie in Fertigprodukten.
Wenn Sie nicht konservieren, ist Creme sehr kurze Zeit haltbar, denn bei jeder Entnahme bringen Sie tausende von Keimen, die sich an den Fingern befinden, in die Creme. Ich plädiere daher immer für eine leichte Konservierung statt für die Vermehrung von Keimen!

Parabene
Wirkt gegen Pilze und Bakterien. Ist ein synthetisch hergestellter Konservierer.

Warmgerührte Cremes

Nach diesem Grundrezept können Sie alle heißgerührten Emulsionen herstellen. Ob es eine Creme oder eine Milch wird, liegt daran, wie hoch der Wasseranteil ist.

Grundrezept für eine Emulsion
Zutaten zur Herstellung von Emulsionen
destilliertes Wasser
Pflanzenöle
Emulgator
Konsistenzgeber
Wirkstoffe für den jeweiligen Hauttyp
Konservierer

Wasserphase
Geben Sie die im Rezept angegebene Menge destilliertes Wasser in eines der Bechergläser.
Fettphase
In das zweite Becherglas geben Sie die abgewogenen Zutaten für die Fettphase. (Öl, Konsistenzgeber, Emulgator). Beides auf 70°C erhitzen und von der Herdplatte nehmen. Ganz vorsichtig die Wasserphase tröpfchen-

weise in die Fettphase einrühren. Nie umgekehrt! Nachdem Sie das geschafft haben, rühren Sie die Masse sehr kräftig durch, umso softer wird die Emulsion. Erst wenn das Gemisch auf Handwärme abgekühlt ist, werden die restlichen Wirkstoffe hinzugefügt. Den Konservierer immer erst zum Schluss dazugeben.

Aloe vera-Feuchtigkeitscreme

Diese Feuchtigkeitscreme eignet sich für trockene und reifere Haut als Tagespflege. Für normale und Mischhaut ist die Creme zur Nachtpflege empfohlen.

2,5 g Tegomuls (Emulgator)
1 haselnussgroßer Flocken Sheabutter (Konsistenzgeber)
7 ml Sonnenblumenöl
30 ml destilliertes Wasser oder ein Hydrolat
5 ml Aloe vera-Saft
1 Messerspitze Gelée Royale
1/2 TL Vitamin E
3 Tropfen Rosenöl
5 Tropfen Parabene (Konservierer)

Tegomuls, Sheabutter und Sonnenblumenöl in ein Becherglas geben. In das zweite Becherglas das destillierte Wasser oder Hydrolat geben. Beides getrennt auf 70–80°C erhitzen, vom Herd nehmen und das Wasser tröpfchenweise in die geschmolzene Fettmasse geben. Danach rühren Sie das Gelée Royale, das Vitamin E und das Rosenöl darunter. Erst nach dem Abkühlen den Aloe vera-Saft hinzufügen. Zum Schluss mit Parabene konservieren.

Klassische Cold-Creme

Dieses klassische Rezept aus alten Zeiten ist nicht ganz einfach herzustellen, denn es enthält keinen Emulgator. Mit dieser Art Rezepten hat die Ära selbst gerührter Kosmetik begonnen. In Abwandlung des Grundrezeptes können Sie auch etwas Lanolin als Emulgator dazugeben.

Cold-Creme ohne Lanolin

Die Creme eignet sich besonders zur Pflege der reifen und trockenen Haut.

5 g reines Bienenwachs
45 g Mandelöl
5 g Walratersatz
60 ml Rosenwasser
1 TL Aloe vera-Gel

Wiegen Sie in einem feuerfesten Becherglas Bienenwachs, Mandelöl und Walratersatz ab. In ein zweites Becherglas geben Sie das Rosenwasser. Beides getrennt auf 70–80°C erhitzen, vom Herd nehmen und das Rosenwasser tröpfchenweise in die geschmolzene Fettmasse geben. Kräftig rühren! Wenn die Creme handwarm ist, geben Sie 1 TL Aloe vera-Gel dazu. Die Creme enthält keinen Konservierer. Bei kühler Lagerung hält sie ca. 4–6 Wochen.

Cold-Creme mit Lanolin

Diese Creme hält bei kühler Lagerung 4–6 Wochen und ist für alle Hauttypen geeignet, außer der sehr fetten und unreinen Haut.

3 g reines Bienenwachs
3 g Kakaobutter
10 g Lanolin
30 g Jojobaöl
30 ml Orangenblütenwasser
1 TL Aloe vera-Gel

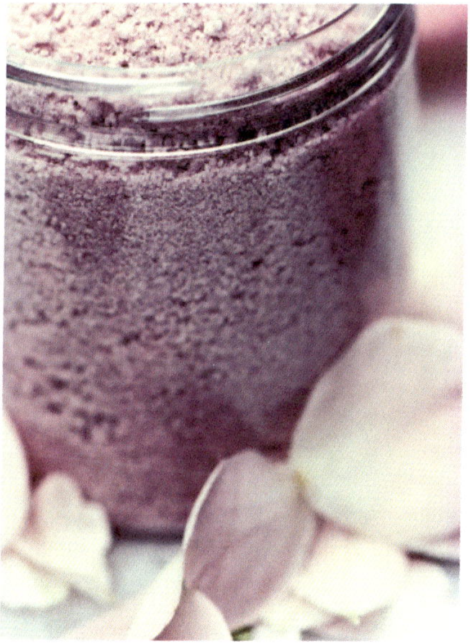

Schmelzen Sie in einem feuerfesten Becherglas das Bienenwachs, die Kakaobutter, das Lanolin und das Jojobaöl. Im zweiten Becherglas erhitzen Sie das Orangenblütenwasser auf ca. 70°C. Von der Herdplatte nehmen und das Orangenblütenwasser vorsichtig in die Fettmasse rühren. Anschließend geben Sie 1 TL Aloe vera-Gel in die Creme und rühren alles kräftig durch. Besonders geschmeidig werden Cremes, wenn Sie die Emulsion mit einem kleinen Handmixer schlagen.

▸ *Wenn Sie Kosmetik mit Aloe selber herstellen, können Sie sicher sein, dass Ihre Creme auch genug Aloe enthält.*

Rosencreme mit Edelstein

Diese Creme ist für normale-, Misch- und leicht trockene Haut geeignet.

Für die Fettphasc benötigen Sie:

- 4 g Lamecreme
- 3 g Sheabutter
- 10 g Jojobaöl

Für die Wasserphase benötigen Sie:

- 30 ml Rosenhydrolat
- Weitere Zutaten:
- 1 Rosenquarz
- 8 Tropfen Aloe vera Extrakt (gibt es als 10-fach-Konzentrat im Handel)
- 2–3 Tropfen Rosen- oder Rosenholzöl
- 5 Tropfen Parabene
- Evtl. 1/2 TL Gelée Royale

Die Fettphase und die Wasserphase getrennt erhitzen, dann wie im Grundrezept beschrieben zusammenrühren. Die weiteren Zutaten ergänzen. Wenn Sie der Creme vor dem Konservieren einen 1/2 TL Gelée Royale oder/und Liposomenkonzentrat hinzufügen, haben Sie eine wunderbare Regenerationscreme. Den Rosenquarz legen Sie in die fertige Creme.

Heißgerührte Feuchtigkeitsmilch

- 5 g Tegomuls
- 2 g Sheabutter

15 ml Sesamöl
80 ml je nach Wahl Hydrolat, Edelsteinwasser oder destilliertes Wasser
20 Tropfen Aloe vera 10-fach
10 Tropfen Parabene
evtl. 5 Tropfen Honig absolue, 10 Tropfen Propolis-Extrakt und 1 TL Gelée Royale

Die Fettphase aus Tegomuls, Sheabutter und Sesamöl auf 70°C erhitzen und mit dem Hydrolat, Edelsteinwasser oder destilliertem Wasser übergießen und mit dem Handmixer gut durchschlagen.
Wenn Sie diese Lotion zur Reinigung benutzen wollen, reicht es, wenn Sie 20 Tropfen Aloe vera 10-fach und 10 Tropfen Parabene dazugeben.
Sie können diese Milch aber auch als Bodylotion verwenden. Dann fügen Sie vor dem Konservieren je nach Wahl weitere Pflegewirkstoffe hinzu, wie z. B. Honig absolue, Propolis-Extrakt und Gelée Royale.

Kaltgerührte Kosmetik

Wer sich nicht mit der etwas zeitaufwendigen warmgerührten Kosmetikherstellung beschäftigen möchte, aber trotzdem für das ein oder andere Produkt interessiert, dem sei die schnellere Methode der kaltgerührten Kosmetik empfohlen.
Am einfachsten ist es, sich z. B. in der Apotheke eine Cremegrundlage zu besorgen. Sehr gut und dermatologisch getestet ist die Cremaba HAT. Dort können Sie Wirkstoffe und wenn Sie mögen Aromen einrühren.

Feuchtigkeitscreme

Diese Creme kann als Tages- oder Nachtcreme aufgetragen werden.

50 g Cremaba HAT
1 TL fertiges reines Aloe vera-Gel
1 TL Jojobaöl
1/2 TL Gelée Royale
1/4 TL Vitamin E

Alles nacheinander in die Cremegrundlage einrühren.

Vitaminlotion mit Aloe vera

Diese Lotion pflegt die Haut, ohne schwer aufzuliegen, und zieht gut ein.

50 ml Cremaba HAT
einen guten TL Jojobaöl
1 TL Aloe vera 10-fach oder -Gel
1 TL D-Panthenol (ist ein Vitamin aus der B-Gruppe)
1 TL Vitamin E
10 Tropfen Vitamin A-Palmitat
22 Tropfen Parabene
40 ml Hydrolat, Edelsteinwasser oder lebendiges Wasser ohne Kohlensäure

Alle Wirkstoffe werden in die Cremaba eingerührt, erst zum Schluss wird das Wasser dazugegeben und alles noch mal gut miteinander verrührt.

Gesichtswasser

Für Gesichtswasser lassen sich abgekochtes Wasser, Edelsteinwasser und Hydrolate verwenden sowie Tee- und Kräuteraufgüsse. Wenn Sie etwas kosmetischen Alkohol verwenden, können Sie sich bei den meisten Rezepten den Konservierer sparen. Den Alkohol benötigen Sie, um die Wirkstoffe lösen zu können. Sie können in das fertige Gesichtswasser auch einen oder mehrere Edelsteine legen.

Vermischen Sie immer zuerst den kosmetischen Alkohol mit den Wirkstoffen und Aromaölen, bevor Sie dann mit dem entsprechenden Wasser auffüllen. Gut schütteln!

<u>Aloe vera-Gesichtswasser für jeden Hauttyp</u>

5 ml kosmetischen Alkohol
5 ml Aloe vera-Saft
1/2 TL D-Panthenol
eventuell Duftöl
90 ml abgekochtes Wasser

<u>Lavendel-Honigwasser für alle Hauttypen</u>

5 ml kosmetischen Alkohol
5 Tropfen Propolis
3–4 Tropfen Honig absolue
5 ml Aloe vera-Saft
90 ml Lavendelwasser

Wenn Sie mögen, können Sie in die Flasche einen kleinen Amethyst legen.

Aloe vera-Heilerde-Kur

Basisrezept:
2–3 EL Heilerde mit Aloe vera-Saft oder Teesud glatt rühren. Wenn Sie Teesud verwenden, geben Sie der Mischung auf alle Fälle Aloe vera-Fertiggel hinzu. Dann je nach Hauttyp die übrigen Wirkstoffe einrühren. Mit einem Kosmetikpinsel dick auf Gesicht und Hals auftragen und 15–20 Minuten einwirken lassen. Anschließend mit viel warmem Wasser abwaschen. Danach ein Gesichtswasser und Creme auftragen.

Aloe vera-Honig-Packung

3 EL Sahnequark
2 TL Honig
3-4 TL Aloe vera-Saft
10 Tropfen Propolis
5 Tropfen ätherisches Lavendelöl

Sahnequark, Honig und Aloe vera-Saft glatt rühren, dann Propolis und Lavendelöl untermischen
Mit einem Kosmetikpinsel dick auf Gesicht und Hals auftragen. 15 Minuten einwirken lassen und dann gründlich mit warmem Wasser oder Kompressen abnehmen. Mit Gesichtswasser nachtupfen und die entsprechende Creme auftragen.

Dusch- und Badegels

Häufiges Duschen und Baden mit aggressiven Substanzen trocknet die Haut aus. Deshalb sollten Sie milde Tenside zur Körperreinigung verwenden. Das Selbermischen der einzelnen Zutaten ist etwas umständlich und so gibt es inzwischen neutrale Tensidmischungen, in die Sie je nach dem, was Sie erreichen möchten, ätherische Ölmischungen und Wirkstoffe in die Tensidbasis einrühren. Aloe vera kann in alle Mischungen eingerührt werden.

Rezeptur für Morgenmuffel
In 10 ml Tensidmischung geben Sie folgende ätherische Öle:

- 10 Tropfen Pampelmuse
- 3 Tropfen Pfefferminze
- 5 Tropfen Mandarine

Rezeptur zur Beruhigung
In 10 ml Tensidmischung geben Sie folgende ätherische Öle:

- 15 Tropfen Lavendel
- 3 Tropfen Melisse
- 5 Tropfen Rosenholz

Gesundes Haar mit Aloe vera

Aloe vera kräftigt das Haar und lässt es seidig und gesund aussehen. Aloe vera-Shampoo herzustellen, ist sehr umständlich und erfordert viele Zu-

taten. Deshalb geben Sie in jedes Shampoo einfach pro Portion Aloe vera-Saft oder Aloe vera 10-fach-Konzentrat. Bei fertigen Aloe vera-Shampoos ist nicht sicher, dass ausreichend Aloe vera enthalten ist.
Sie können auch abends Aloe vera-Saft mit einer Pipette auf Kopfhaut und Haare geben und über Nacht einwirken lassen.

Aloe vera-Haarmayonnaise

1 Eigelb
25 g Aloe vera-Öl
1 TL Melissenöl

Das Aloe vera-Öl tropfenweise unter das Eigelb rühren, bis eine glatte Masse entsteht. Danach zügig das Melissenöl einrühren.
Die Haarmayonnaise wird vor dem Haarewaschen aufgetragen. Gut verteilen, einmassieren und 20 Minuten einwirken lassen.

Feuchtigkeitsspray für strapazierte Haare

80 ml Lavendelwasser
1 TL flüssiger Honig
5 Tropfen Propolis
20 ml Aloe vera-Saft
wenn Sie mögen, Aromaöle als Duft zugeben.

Füllen Sie die Zutaten in einen Zerstäuber. Vor jedem Gebrauch gut schütteln. Nach dem Waschen in das feuchte Haar sprühen. Nicht ausspülen!

▸ Schon Nofretete und Cleopatra benutzten Aloe vera zur Haarpflege

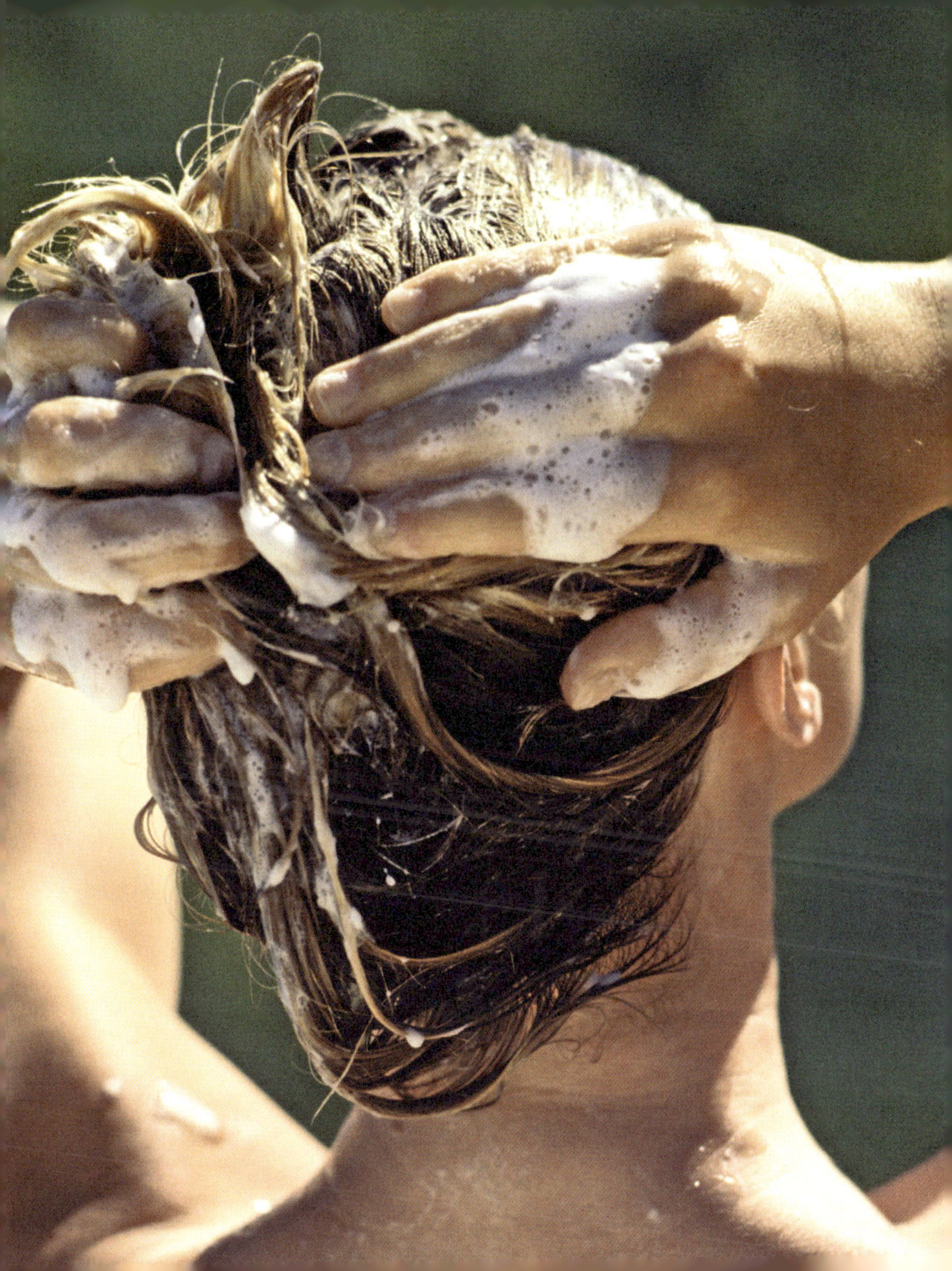

Aloe vera in der Aromatherapie

Aloe vera passt auch hervorragend mit natürlichen ätherischen Ölen zusammen, die inzwischen eine große Anhängerschaft gefunden haben. Ätherische Öle sind das Feinstofflichste, was die Pflanzenwelt den Menschen schenken kann. Durch ihre spezifische Zusammensetzung und die ausströmenden Aromen werden ganz bestimmte Sinne, Nerven und Körperregionen angesprochen. Deshalb lösen sie bei jedem einzelnen von uns unterschiedliche Wahrnehmungen aus. Eine grobe Linie kann dennoch gezeichnet werden, auf der sich die Wirkungsweise der Öle bewegt.

Gesichtsöle, Körper- und Massageöle

Mit wenigen Ausnahmen sollten ätherische Öle nicht pur auf die Haut aufgetragen werden. Ätherische Öle sind ausgesprochen flüchtig, da die Moleküle ihrer Bestandteile relativ klein sind. Diese Moleküle sind fettlöslich und verbinden sich deshalb mit Ölen und Fetten. Bei wässrigen Substanzen benötigen Sie einen Emulgator, um die ätherischen Öle darin zu lösen. Aloe vera beinhaltet Schleimstoffe, die sich mit den ätherischen Ölen verbinden und so unproblematisch auf die Haut aufgetragen werden können.

Was Sie beachten sollten: Kaufen Sie ätherische Öle nicht im 3er-Pack auf dem Weihnachtsmarkt. Es handelt sich dabei mit ziemlicher Sicherheit nicht um 100 Prozent reine Öle.

Basisöl-Gesicht

- 20 ml Aloe vera-Öl
- 30 ml kaltgepresstes Jojobaöl

beide Öle gut mischen und dann je nach Hauttyp eine der folgenden Mischungen zugeben.

bei trockener Haut

- 50 ml Basisöl
- 10 Tropfen Sandelholz
- 7 Tropfen Geranie
- 5 Tropfen Ylang-Ylang
- 3 Tropfen Rosenholz

bei fettiger Haut

- 50 ml Basisöl
- 5 Tropfen Zypresse
- 5 Tropfen Lavendel
- 2 Tropfen Kampfer
- 2 Tropfen Salbei

für reifere Haut

- 50 ml Basisöl
- 5 Tropfen Weihrauch
- 4 Tropfen Rose
- 4 Tropfen Neroli
- 3 Tropfen Palmarosa

<u>für entzündete, irritierte Haut</u>

50 ml Basisöl
10 Tropfen blaue Kamille
5 Tropfen Rose
5 Tropfen Lavendel
2 Tropfen Scharfgarbe

<u>Öl gegen Zellulitis</u>

40 ml Jojoba- oder Mandelöl
10 ml Aloe vera-Öl
10 Tropfen Wacholderbeere
10 Tropfen Zypresse
5 Tropfen Rosmarin
5 Tropfen Zitrone

Alle Zutaten gut mischen. Morgens und abends regelmäßig einmassieren.

<u>Körper- und Massageöl Indian Summer</u>

20 ml Aloe vera-Öl
30 ml Jojobaöl
50 ml Sonnenblumenöl
12 Tropfen Patchouly
12 Tropfen Copaiva
5 Tropfen Ylang-Ylang
10 Tropfen Sandelholz
3 Tropfen Ingwer

▸ *Blühende Aloe vera.*

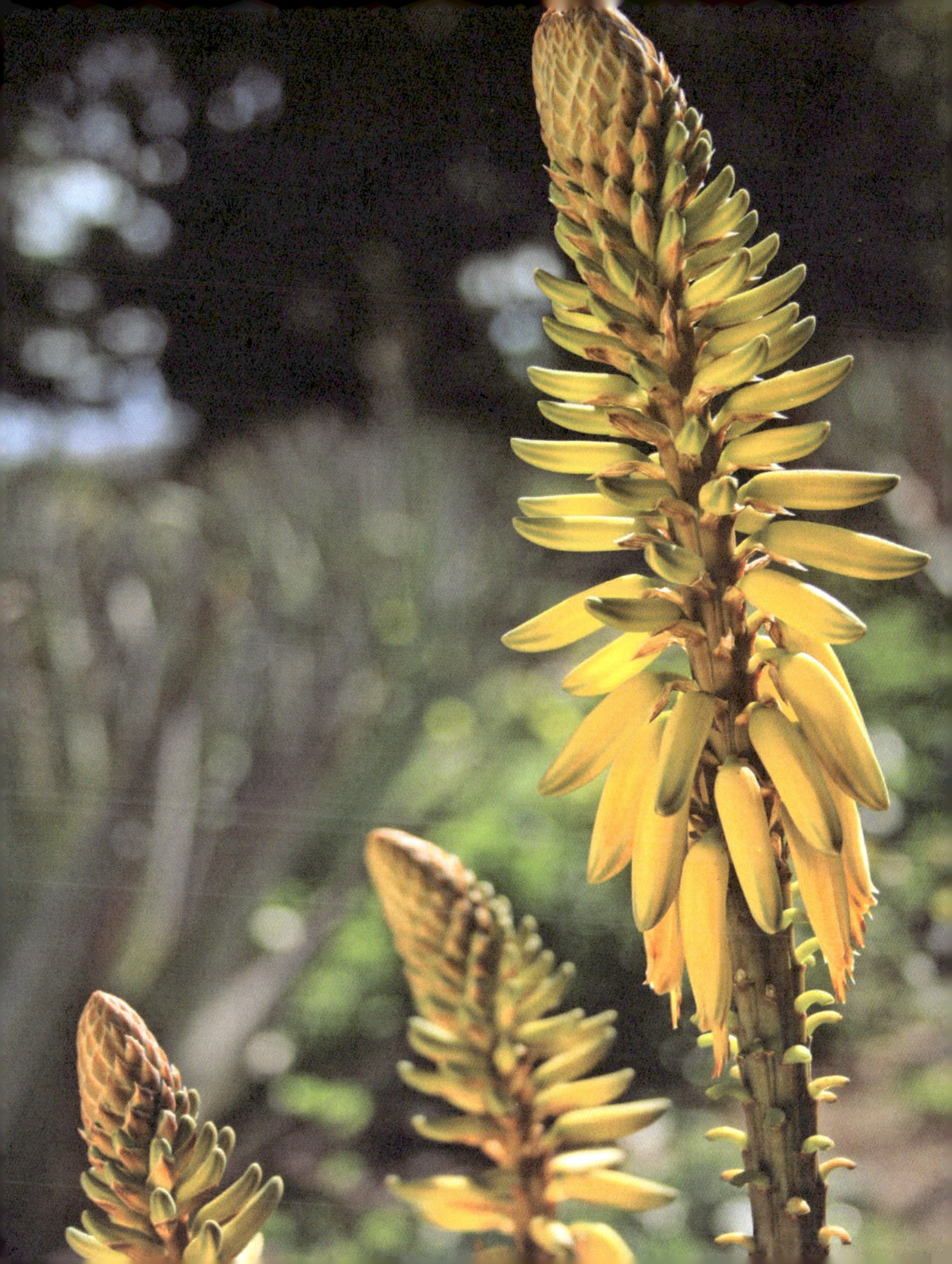

5 Tropfen Fragipani
5 Tropfen Zimt

Alle Zutaten gut mischen. Dieses Öl ist sehr sinnlich und stimulierend. Wenn Sie darin baden möchten, nehmen Sie 15–20 ml von diesem Öl und vermischen es mit 3 Esslöffeln flüssiger Sahne als Emulgator.

Erkältungsbalsam

25 g neutrale Cremegrundlage oder Euzerin
5 g Aloe vera-Gel
5 Tropfen Kampfer
5 Tropfen Eukalyptus
5 Tropfen Minze
4 Tropfen Salbei
2 Tropfen Thymian

Alle Zutaten gut mischen.

Hydrolate

Bei der Gewinnung von ätherischen Ölen mit dem Wasserdampfdestillationsverfahren entsteht ein wertvolles Abfallprodukt, das Hydrolat. Am bekanntesten sind Rosenwasser und Lavendelwasser, aber es gibt auch noch andere wohlduftende und -wirkende Hydrolate.
Mit den Hydrolaten lassen sich Cremes anrühren oder Gesichtswasser herstellen. Aloe vera ist dabei der Hauptwirkstoff auf der Zutatenliste. Durch die Zugabe von Aloe vera wirken die Produkte feuchtigkeitsspendend und beruhigend.

In die Hydrolate können Sie auch Edelsteine legen. So passen zum Rosenwasser Rosenquarz und Amethyst besonders gut. Hydrolate können auch pur angewendet werden.

Kompressen

Eine Kompresse mit ätherischen Ölen ist eine Wohltat für Körper und Seele. Mit dem Auflegen einer Kompresse haben Sie sofortigen kosmetischen Erfolg und schleusen schnell ätherische Öle in die Haut ein. Einige ätherische Öle regen die Regeneration der Hautzellen besonders gut an. Hierzu zählen: Rosen-, Lavendel-, Neroli-, Myrrhe-, Rosengeranium- und Weihrauchöl.

Gesichtskompresse

1/2 Liter handwarmes Wasser
2–4 Tropfen Rosenöl

Das Wasser in eine Schüssel füllen und das Rosenöl dazuträufeln, gründlich umrühren. Ein Baumwoll- oder Leinentuch darin einweichen, auswringen und für 5 bis 10 Minuten über das Gesicht ausbreiten. Entspannen Sie dabei und genießen Sie den kostbaren Duft der Rose.

Augenkompressen

Sind Ihre Augen einmal müde und angespannt, kann eine Augenkompresse sehr wohltuend wirken. Geben Sie Rosenwasser auf zwei Wattebäusche und legen Sie die Pads auf die Augen. 10 Minuten einwirken lassen. Anschließend Aloe vera-Augengel auftragen.

Mundwasser bei Erkältungen

50 ml Wasser
1 Tropfen Teebaumöl
1 Tropfen Lavendelöl
1 Teelöffel Aloe vera-Saft

Gut mischen und mehrmals täglich gurgeln.

Fußgel – kühlend und belebend

30 g Aloe vera-Gel
10 Tropfen fettes Basisöl (z. B. Nachtkerzen-, Mandel,- Sonnenblumenöl, o. Ä.)
4 Tropfen Lorbeer
2 Tropfen Zimt
7 Tropfen Zitrone
4 Tropfen Mandarine
5 Tropfen Rosmarin
2–3 Messerspitzen Mentholkristalle, die vorher in etwas Alkohol gelöst werden müssen.

Erst Aloe vera-Gel und Basisöl gut miteinander verrühren, dann die Aromaöle hinzufügen.

Feinste Speisen mit Aromen und Aloe vera

Auch in der Küche lassen sich Aromaöle gut mit Aloe vera kombinieren.

Spargelvinaigrette

1 kg grüner Spargel
Salz
1 TL Butter
1/2 TL Honig
1 EL heißes Spargelwasser
2 EL Sherryessig
1/2 TL Dijonsenf
2 Tropfen ätherisches Pfefferöl
4 EL Nussöl
1 Tropfen äth. Basilikumöl
1 TL Aloe vera-Saft

Zubereitung:
Den Spargel waschen und am unteren Ende schälen. In vier Portionen bündeln. In Salzwasser und Butter etwa 10 Minuten zugedeckt garen. Abtropfen lassen und auf Teller verteilen.
Für die Sauce Honig und heißes Spargelwasser verrühren. Essig, Senf, Salz und Pfefferöl hinzufügen und gut verrühren. Zum Schluss Nussöl, Basilikumöl und Aloe vera-Saft unterrühren. Über den lauwarmen Spargel träufeln.

Exotische Früchte mit Pistazienrahm für 4 Personen

125 g getrocknete Ananas
50 g Sultaninen
3 kernlose Mandarinen
250 g Litschis
2 kleine Kiwis
4 EL Zitronensaft
2 TL Aloe vera-Saft
3 EL Honig
1 Becher Creme double (125 g)
je 1 Tropfen Coriander-, Cardamom- und Limettenöl
30 g Pistazien

Zubereitung:
Ananas klein schneiden, mit Sultaninen mischen. Saft einer Mandarine auspressen, über Trockenfrüchte gießen. 20 Minuten einweichen.
Inzwischen die übrigen Mandarinen schälen, in Spalten teilen, die weißen Häutchen entfernen. Litschis und Kiwis dünn schälen, in Scheiben schneiden. Alle Früchte dekorativ auf 4 Dessertteller anrichten.
3 1/2 EL Zitronensaft, 2 TL Aloe vera-Saft und 2 EL Honig verquirlen, darüber träufeln. Die Creme double mit dem restlichen Honig, dem übrigen Zitronensaft und den ätherischen Ölen steif schlagen, jeweils einen Klecks davon auf die Früchte geben. Pistazien hacken und auf die Creme streuen.

Aloe vera und Wellness

Der Begriff Wellness gehört heute ganz selbstverständlich in unseren Alltag und bedeutet sich wohlfühlen, mal die Seele baumeln lassen bei körperlicher Entspannung. Allerdings wird damit auch viel Schindluder betrieben. Natürlich ist es angenehm, sich auf eine Massagebank zu legen und die wohltuenden Hände einer Fachkraft zu spüren, aber nicht jeder kann sich einen teuren Wellness-Aufenthalt leisten. Hier ein paar Vorschläge, wie Sie Wellness auch zu Hause haben können.

Wellness – auch zu Hause

Wir kennen Wellness aus dem Ayurveda, wo es um das harmonische Gleichgewicht von Körper, Geist und Seele geht. Es ist in erster Linie auch eine innere Haltung und Sie müssen dazu bereit sein. Ayurveda ist das Wissen vom langen Leben und die Aloe vera-Anwendung hat dort ihren festen Platz.

Wellnesskuren zu Hause können Sie das ganze Jahr hindurch machen. Entweder hin und wieder mal einige Tage hintereinander oder einfach mal ein Wochenende. Der »sanfte Sonntag« ist ein Geheimtipp von mir und wirkt wahre Wunder. Sie können ihn allein genießen oder zu zweit. Wichtig ist, dass Sie sich eine stressfreie Zone schaffen und sich die Zeit nehmen, sich wirklich nur um sich zu kümmern. Stellen Sie das Telefon ab und tun Sie so, als seien Sie nicht daheim.

Es ist wichtig, sich von Stress und innerem Druck zu befreien, deshalb er-

stellen Sie sich am besten einen Wellness-Plan, damit Sie Ihre Zeit sinnvoll nutzen können. Alles was Sie in dieser Zeit tun, sollten Sie bewusst erleben und genießen. Führen Sie gezielt Aloe vera-Kuren durch, innerlich und äußerlich. Variieren Sie die Anwendungen je nach Jahreszeit und Ihren Bedürfnissen.
Machen Sie eine 3-Tage-Entschlackungskur mit Aloe vera. Gerade im Sommer kann man gut auf fettes und zu viel Essen verzichten und flüssige Aloe vera-Vitalmahlzeiten zu sich nehmen. Auch Ihre Haut möchte täglich mit Aloe vera verwöhnt werden. Rezepte finden Sie in diesem Ratgeber, aber spielen Sie auch mit Ihrer eigenen Kreativität. Sie wissen selbst am besten, was Ihnen gut tut und was Sie brauchen!

<u>Aloe vera-Körperpackung</u>

20 g Lanolin
3 EL Sojaöl
2 TL Aloe vera-Gel

Fette Wirkstofföle sind z. B.:
- Sanddorn-, Hagebuttenkern-, Nachtkerzen-, Algenöl u. a.

Geeignete Aromaöle sind z. B.:
- Zypresse, Rosmarin, Sandelholz, Lavendel, Palmarosa, Ingwer, Rosenholz

Das Lanolin in einem feuerfesten Becherglas schmelzen. Sobald es flüssig ist, mit dem Sojaöl verrühren. Dann das Aloe vera-Gel hinzufügen. Die Packung immer frisch anmischen und sofort verwenden. Wenn Sie

▸ *Wellness mit Aloe vera tut Geist und Körper gut.*

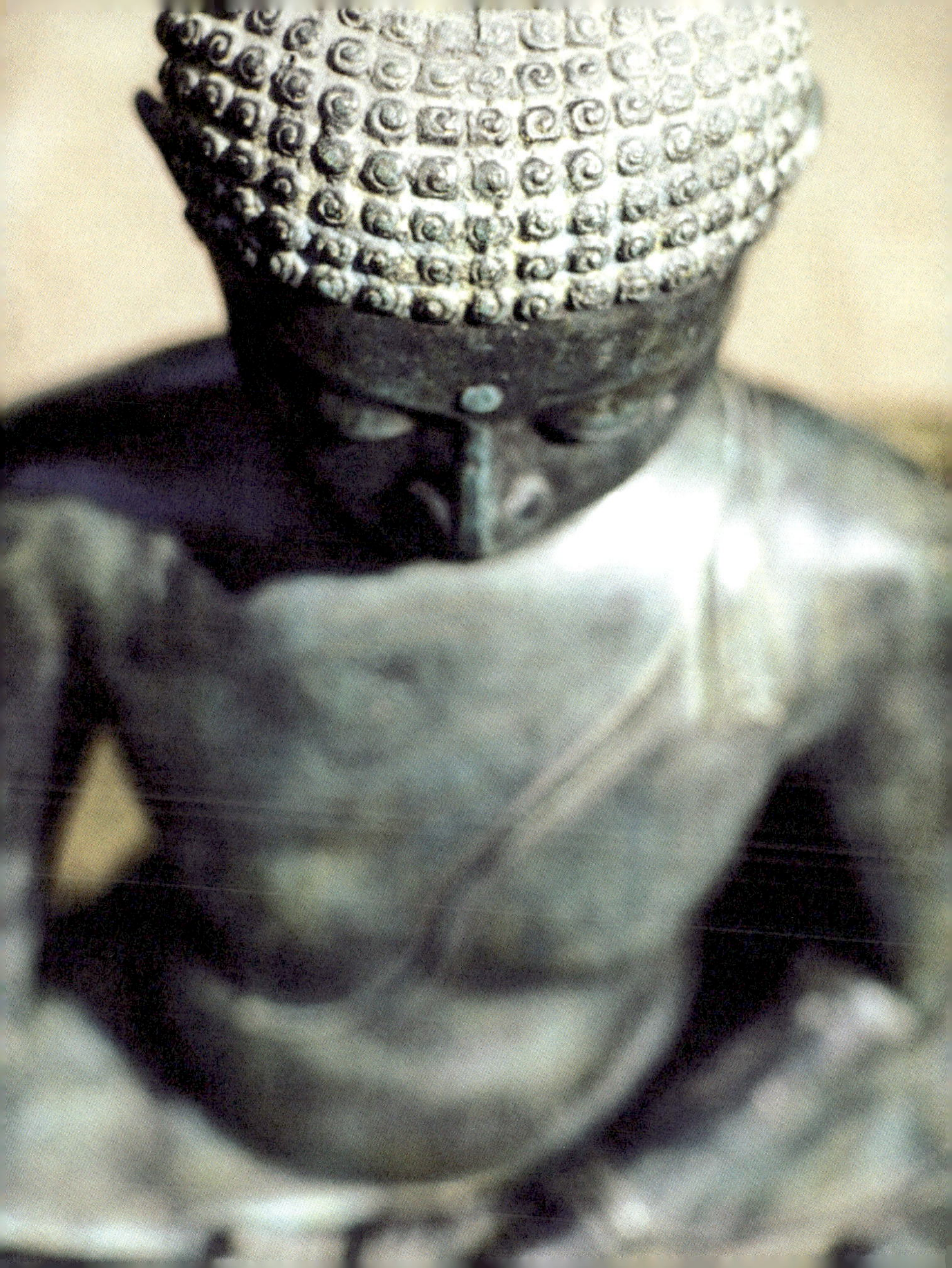

möchten, können Sie Wirkstofföle in Form von fetten oder ätherischen Ölen dazugeben. Schauen Sie auch im Kapitel Aromatherapie ab Seite 154.

Wellness Bade- und Massageöl

85 ml fettes Pflanzenöl Ihrer Wahl (außer Jojobaöl)
10 ml Fluidlecithin oder Mulsifan (Emulgatoren)

Wenn Sie nur ein Körperöl möchten, können Sie den Emulgator auch weglassen. In diese Grundmischung können Sie Aromaöle Ihrer Wahl hinzufügen. Erfinden Sie Ihre eigenen Duftmischungen. Hier einige Vorschläge:

Citrustraum

20 Tropfen Zitrone
20 Tropfen Pomeranze
20 Tropfen Orange
10 Tropfen Pampelmuse
30 Tropfen Rosenholz

Inspiration

5 Tropfen Lemongras
5 Tropfen Cassis
15 Tropfen Coriander
10 Tropfen Sandelholz
10 Tropfen Litsea Cubea

Rosenbademilch

- 4–5 EL flüssige Sahne
- 5 Tropfen echtes bulgarisches Rosenöl
- 5 Tropfen Rosenholz
- 2 Tropfen Ylang-Ylang

Diese Bademilch schmeichelt der Haut und macht sie samtweich. Sie streichelt die Seele und erhellt das Gemüt.

Aloe vera – natürlich auch für Tiere

Der Organismus eines Tieres funktioniert genauso wie unser menschlicher Körper. Darum sind Naturheilmittel bei Tieren ebenso wirkungsvoll wie für uns. In zahlreichen Tierstudien erwies sich der Einsatz von Aloe vera – sowohl innerlich als auch äußerlich – als heilsames Mittel zur Behandlung unterschiedlichster Beschwerden. Da Tieren kein subjektives Empfinden eines Heilmittels unterstellt werden kann, müssen auch Kritiker einräumen, dass Naturheilmittel wirken und einen berechtigten Platz unter den Heilmitteln einnehmen.

Ein besonderer Vorteil bei der Anwendung von Naturheilmitteln besteht darin, dass die Tiere sie sehr gut vertragen und keine Nebenwirkungen auftreten.

Abwehrschwäche

Mischen Sie täglich Aloe vera-Saft unter das Tierfutter oder ins Trinkwasser. Es gibt Tiere, die gegen den bitteren Geschmack der Aloe vera eine Abneigung haben. Verwenden Sie daher mehrmals täglich kleinere Portionen oder mischen Sie etwas Leckeres dazu. Sie können den Aloe vera-Saft aber auch mit einer Pipette direkt in den Rachen träufeln.

- Täglich etwa 30–80 ml, je nach Größe des Tieres

Aloe ist ein auch bei Tieren vielseitig einsetzbares Heilmittel.

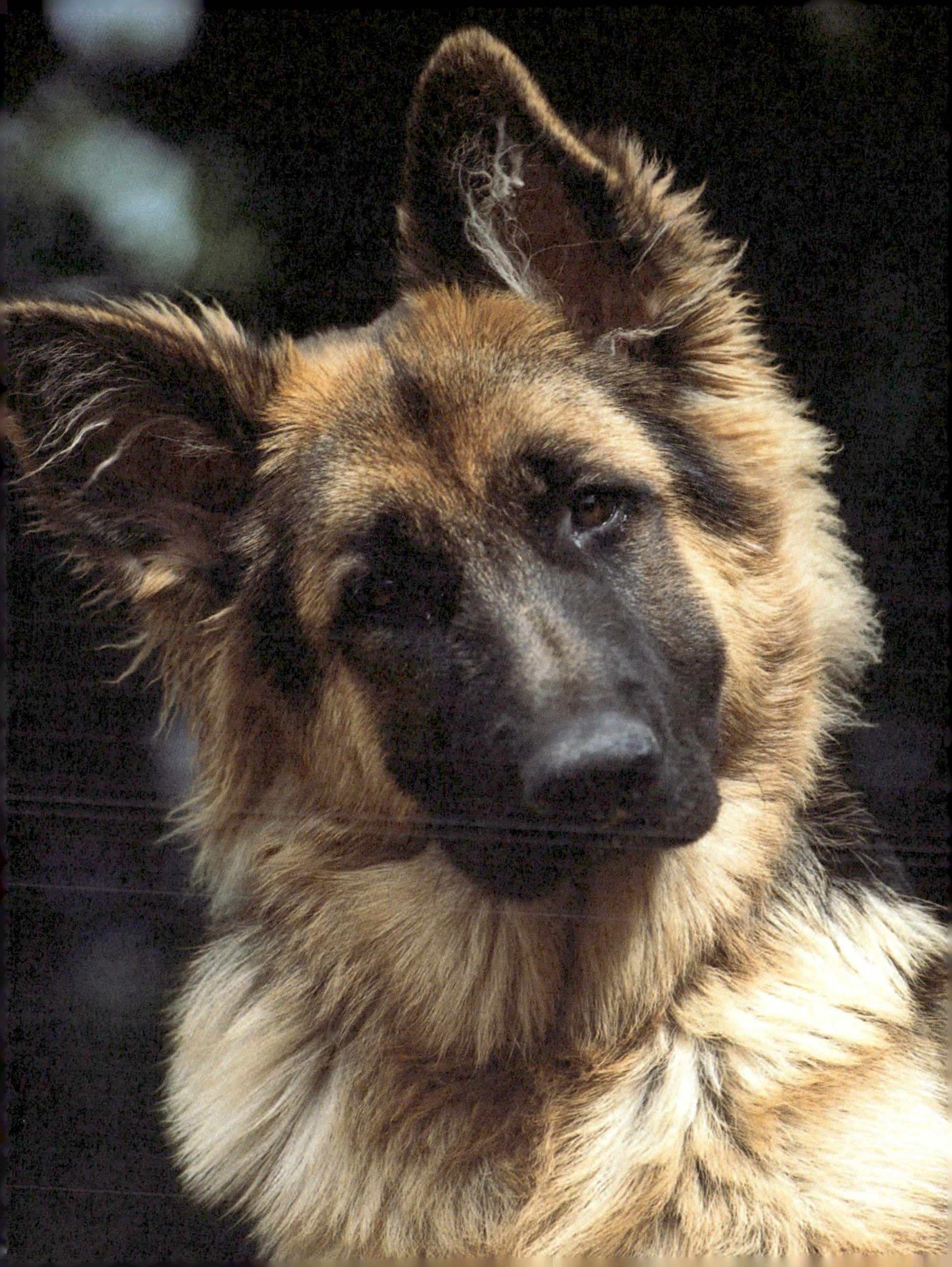

Altersbeschwerden

Hat das Tier Beschwerden, die mit seinem Alter zusammenhängen, wie grauer Star, Gelenkschmerzen o. Ä. mischen Sie regelmäßig wie oben beschrieben Aloe vera-Saft ins Futter. Zusätzlich können Sie die Gelenke mit Aloe vera-Saft oder -Gel, dem einige Tropfen Teebaumöl hinzugefügt werden, einreiben. Achten Sie darauf, dass das Tier nicht gleich alles ableckt.

Ekzeme

Hier können Sie Aloe vera-Gel auf die befallenen Stellen auftragen und den Heilungsprozess durch Nahrungsbeigabe mit Aloe vera-Saft unterstützen. Bei längeren Sommerspaziergängen reiben Sie das Tier vorher mit Aloe vera-Saft oder -Gel ein, dem Sie einige Tropfen Lavendelöl beimischen. Das hält Insekten fern.

Pilzinfektionen

Wenn Sie vorbeugend Aloe vera-Saft ins Futter geben, können sich gefährliche Darmpilze gar nicht erst einnisten. Sollte das Tier bereits eine Pilzinfektion haben, ist Aloe vera eine zusätzliche Maßnahme zur Heilung der Darmflora.

Verdauungsbeschwerden

Egal, ob das Tier an Durchfall oder Verstopfung leidet, Aloe vera-Saft hilft, die Verdauung wieder ins Gleichgewicht zu bringen. Denken Sie daran, dass sich Durchfall zunächst verstärken kann, da Aloe vera die Schlackenstoffe abtransportiert. Geben Sie den Saft so lange ins Futter, bis das Tier sich wieder erholt hat.

Wunden

Ob es sich um Biss-, Schnitt- oder Operationswunden handelt, Aloe vera-Gel oder -Saft verhilft zur schnellen Heilung. Bisswunden sollten vorher gereinigt werden. Aloe vera-Anwendung mehrmals täglich wiederholen.

Aloe vera speziell bei Pferden

Verletzungen kommen besonders häufig bei Pferden vor. Hufverletzungen lassen sich zusätzlich zur tierärztlichen Versorgung mit Aloe vera-Gel behandeln. Bestreichen Sie die Hufe dick mit Aloe vera-Gel. Mischen Sie etwas Teebaumöl dazu. Sie können den Heilungsprozess unterstützen, indem Sie Trinksaft dem Futter beigeben. Bei Insektenstichen mischen Sie dem Aloe vera-Gel Teebaum- und Lavendelöl zu. Reiben Sie vor einem Spaziergang Ihr Tier mit Aloe vera-Gel und Lavendelöl ein. Insekten werden dadurch ferngehalten.

Anhang

Literatur

- van Eick, Elke: Auch Männer haben Wechseljahre. Krummwisch 2004
- http://www.aloe-online.cc/aloe_vera_videos.php (Video 1 und 2)
- Braunschweig-Pauli, Dagmar: 38 Heilsteine für ein gesundes Leben. München 2005
- Gienger, Michael Goebel, Joachim: Edelsteinwasser. Saarbrücken 2006
- Madejsky, Margret/Rippe, Olaf: Heilmittel der Sonne. München 1997
- Lund, Arne: Natürlich heilen mit Honig. München 1997
- Hoth, Ronald/El Mogar Ba: Ela Ta Sin – Energie der Elohim. Books on Demand 2006 (www.elatasin.de)
- Peuser, Michael: Aloe, Kaiserin der Heilpflanzen. Sao Paulo 2000
- Kraus, Michael: Ätherische Öle für Körper, Geist und Seele. Gaimersheim 1990
- Kraus, Michael: Die neue Vollwertküche mit ätherischen Ölen. Pfalzpaint 1989
- Neumann, Halima: Stop Krebs, MS, Aids. Starnberg, 3. erweiterte Auflage 1997
- Wirth, Wolfgang: Mit Aloe heilen. Steyr 1998
- Münzing Ruef, Ingeborg: Kursbuch gesunde Ernährung. München 2000

Rezeptregister

Haut

Bezugsquellen

Santaverde Gesellschaft für Naturprodukte GmbH
Klärchenstr.11, D–22299 Hamburg
Tel. 040/46 09 91 10, Fax: 040/46 09 91 99
E-Mail: info@santaverde.de, www.santaverde.de

PHARMOS NATUR® Kosmetik-, Lebens- und Heilmittel GmbH
Hechenrainer Str. 14, D–82249 Uffing am Staffelsee
Tel. 08846/92 13-0, Fax 08846/16 51
E-Mail: info@pharmos.de, www.pharmos.de

Pura Vita Naturwaren
Schmautzer-Büchl-Weg 19a
D–82266 Inning am Ammersee
Tel. 08143/95 95 01, Fax 08143/95 95 02
E-Mail: naturwaren@puravita.de, www.puravita.de

Bildquellen

© Santaverde Gesellschaft für Naturprodukte GmbH, www.santaverde.de: Bild Seite 21, 28, 35, 41, 51, 71, 76, 85, 90, 157
© Willfried Willkomm: Bild Seite 18, 105
© Anne Filsinger: Bild Seite 13, 125
© Deutsche Homöopathie-Union, Karlsruhe: Bild Seite 66
© Gabriele Kappes, www.einfachseife.de: Bild Seite 131

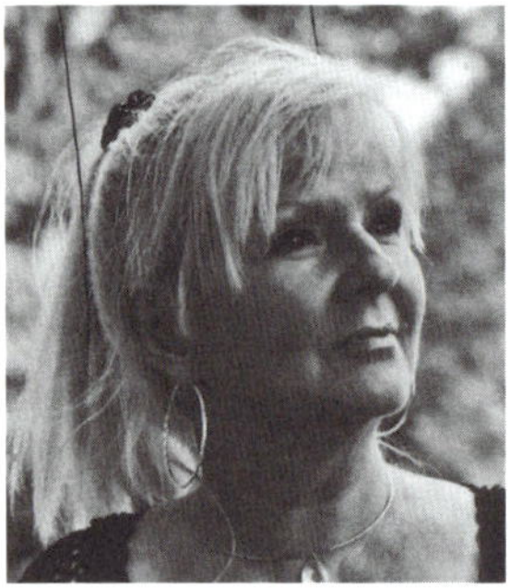

Die Autorin

Elke van Eick, Jahrgang 1948, ist Naturkosmetikerin und erfolgreiche Buchautorin über Themen aus dem Bereich der alternativen Medizin und der ganzheitlichen Heilung. 2003 erschien ihr Buch »Aloe vera. Heilen – pflegen – bewusster leben«. Sie lebt in Hamburg.